AMV

Dr. Michael W. Fox

Massier dein Tier

Natürliche Wege zur Gesundheit für Hunde und Katzen

Mit 32 Schwarz-Weiß-Fotos, einem Kardiogramm und 26 Zeichnungen

Albert Müller Verlag
Rüschlikon-Zürich · Stuttgart · Wien

Bildnachweis

Die Fotos auf den Seiten 73, 74, 75, 76, 77, 78, 79, 80, 81, 82, 84, 85, 86, 87, 89, 90, 91 und 92 stammen von Frantz Dantzler.

The Humane Society of the United States genehmigte freundlicherweise die Reproduktion der folgenden Fotos: Seite 12, von John Dommers; Seite 18, von John A. Gillis; Seite 28, von Patricia Worth Simmons; Seite 38, von Rick Wasser; Seite 56, von Lowber Tiers; Seite 64 und Seite 126, von Bonnie Smith; Seite 94, von John Hammer jr.; Seite 106, von Charlene L. Duvall; Seite 118, von J. William Rumpp; und Seite 132.

Die Zeichnungen auf den Seiten 73, 81, 83, 88, 90, 109, 111 und 114 hat Howard Roberts angefertigt.

Alle übrigen Zeichnungen sind vom Autor.

Aus dem Amerikanischen übersetzt von Clemens Wilhelm. Titel des amerikanischen Originals: «Massage Program for Cats and Dogs», erschienen bei Newmarket Press, New York, N. Y. 10017. – ISBN 3-275-00844-7. – 1/5-84. – Printed in Switzerland.

Für meine vierbeinigen Freunde Sam, Mocha, Tiny und Benji

Inhalt

Liste erläuternder Darstellungen

Einleitung

Die wunderbaren Wirkungen der Massage von Haustieren wurden mir zum ersten Mal bewußt, als ich 1970 Verhaltensstudien an Wölfen durchführte und ich eines meiner Tiere wegen einer Hirnstaupe behandeln mußte. Das Tier war in sehr schlechtem Zustand und sprach auf die üblichen Behandlungsmethoden nicht an. Meine bisherigen Erfahrungen mit Hunden, die an dieser Krankheit litten, gaben zu wenig Hoffnung Anlaß, und auf der Hochschule hatte man uns beigebracht, daß die Tiere in diesem Fall eingeschläfert werden müssen. Irgend etwas in mir sträubte sich jedoch dagegen, aufzugeben. Getrieben von einer unbestimmten Ahnung und im Gedanken an die guten Erfolge, die ich bei Menschen schon mit Massagebehandlungen erzielt hatte, faßte ich den verzweifelten Entschluß, es auch bei der dahinsiechenden Wölfin mit Massage zu versuchen.

Ich begann mit äußerster Behutsamkeit, massierte ganz zart und vorsichtig und verfolgte die Reaktionen des Tieres. Die Wölfin schien es zu genießen, daß sie gestreichelt wurde und ich ihr mit beruhigenden Worten gut zuredete. Als erstes massierte ich ganz sanft die Nacken- und Kopfmuskeln, die verspannt waren und sich immer wieder in Krämpfen zusammenzogen. Tatsächlich entspannte sie sich daraufhin und schlief ein. Dennoch wurde sie von Stunde zu Stunde schwächer; die Krämpfe breiteten sich aus, und Schauer durchliefen ihren ganzen Körper. Ich massierte also ihre Glieder und behandelte sie entlang des Rückgrats mit einer Druckmassage. Dies schien sie mit neuen Energien zu erfüllen und zu entspannen. Fünf Tage und Nächte lang massierte ich sie dann weiterhin alle zwei bis drei Stunden etwa fünfzehn Minuten lang. Man kann sich meine Freude und Befriedigung vorstellen, als sich schließlich zeigte, daß die Massage tatsächlich eine Besserung bewirkte!

Ihre Genesung wurde jedoch durch eine teilweise Lähmung der Hinterbeine erschwert. Durch verschiedene Kopfbewegungen deutete sie mir an, wenn sie trinken wollte oder zur Entleerung auf die Beine gestellt werden mußte. Tagelang mußte ich ihre Blase von Hand entleeren. Durch regelmäßige Massage vor allem der Hinterbeine und des Rückens gelang es ihr jedoch von Tag zu Tag besser, ihre Körperfunktionen wieder unter

Kontrolle zu bringen, und ihr Muskeltonus baute sich wieder auf. Eine Restschwäche der Hinterbeine blieb, aber sie wurde schließlich ganz gut damit fertig.

Die Geschichte nahm also ein glückliches Ende. Die Wölfin erholte sich wieder und mußte lediglich noch mit einer Elektrolyt-Infusion (Traubenzucker-Kochsalzlösung) und Phenobarbital behandelt werden. Sie erlebte noch weitere acht Jahre voller Aktivität und brachte sogar wenige Monate nach der Genesung von ihrer lebensbedrohenden Krankheit einen gesunden Wurf Junge zur Welt.

Ich habe danach noch bei vielen Gelegenheiten Massagebehandlungen durchgeführt. Zu meinen Patienten gehörten Hunde und Katzen mit einer Vielzahl allgemeinerer Beschwerden wie anhaltender Mattigkeit, Rekonvaleszenzbeschwerden und Alterserscheinungen bis hin zu spezielleren Problemen wie Arthritis, Verstauchungen, postoperativen Beschwerden und Heilprozessen bei gebrochenen Gliedmaßen. Aufgrund der Perspektiven, die sich mir dabei eröffneten, aufgrund meiner Erfahrung und aus einer fundierten fachlichen Kenntnis heraus bin ich zu der Überzeugung gekommen, daß Massage ein wesentlicher Bestandteil der ganzheitlichen Tierpflege ist – und daß dies ein Meilenstein in der Tierheilkunde ist.

Sicherlich haben Sie das Wort «ganzheitlich» schon oft gehört und gelesen, und gewiß ist Ihnen die ganzheitliche Gesundheitsbewegung ein Begriff, die immer weitere Verbreitung findet. Worum handelt es sich eigentlich, wenn von ganzheitlicher Gesundheitspflege die Rede ist?

Stark vereinfacht ausgedrückt, ist die ganzheitliche Methode bestrebt, das Individuum als Ganzes zu sehen, es als Summe seiner physischen und psychischen Komponenten zu begreifen und nicht jedes Teil für sich zu behandeln. Der ganzheitlich orientierte Arzt konzentriert sich bei seiner Therapie nicht auf die schmerzende Leber oder Lunge, sondern betrachtet die Beschwerden im Zusammenhang mit dem ganzen Menschen oder Tier. Das bedeutet, daß ein solcher Arzt sowohl die Folgen seelischer Belastungen, die Ernährungsgewohnheiten, die körperliche Bewegung und die Lebensweise als auch die Ansteckung durch Viren und Bakterien sowie echte organische Störungen in Betracht zieht.

Ich bin der Meinung, daß die Massage von Haustieren ein wesentlicher Bestandteil der gesundheitlichen Fürsorge und häuslichen Pflege ist. Mehr noch: Sie ist nicht nur gesundheitsfördernd und heilsam, sondern bringt das Tier und seinen Besitzer auch einander näher. Sie kann in erstaunlicher Weise die Bindung und das Verständnis zwischen beiden fördern.

Vor dem Aufkommen der ganzheitlichen Gesundheitsbewegung war die Massage in der menschlichen Gesundheitspflege weitgehend und in der Tierpflege völlig vernachlässigt worden. Das liegt daran, daß die Human-

wie die Veterinärmedizin immer stärker arzneimittelorientiert und entpersönlicht wurden. Ich glaube aber, daß man es schon bald nicht mehr hinnehmen wird, daß Tierärzte wahllos starke Arzneimittel wie Antibiotika und Steroide verschreiben und sich nicht auf die tieferen Ursachen konzentrieren, sondern nur Symptome kurieren. Nicht selten haben Medikamente schädliche Nebenwirkungen, besonders dann, wenn die Behandlung langdauernd und die Erkrankung chronisch ist. Ärzte, die diese Art der symptomorientierten, arzneimittelgläubigen Medizin betreiben, sehen sich immer häufiger herber Kritik ausgesetzt.
Ich habe durchaus nichts gegen einen angemessenen Gebrauch von Arzneimitteln und medizinischer Technik. Sie sind ebenso wesentlicher Bestandteil der ganzheitlichen Therapie wie Massage und richtige Ernährung. Weder ersteres noch letzteres ist aber für sich genommen ein Allheilmittel – höchstens aus der Sicht von Quacksalbern und Kurpfuschern.
Heutzutage sollten Massage und gute Ernährung Teil der ganzheitlichen präventiven Medizin und Gesundheitsfürsorge sein. Viele Haustiere sind fettleibig und schlecht trainiert – genau wie ihre Besitzer, die selbst nicht auf eine gesunde Lebensweise achten, zuviel essen und trinken und andererseits zuwenig Sport treiben und schlafen.
Die regelmäßige Massage von Haustieren sollte durch gute Ernährung und genügend Auslauf ergänzt werden; in den Kapiteln 9 und 10 finden Sie daneben weitere Richtlinien für die allgemeine Gesundheitspflege Ihres Hundes oder Ihrer Katze.
Aufgrund der Erfahrungen, die ich im Laufe der Zeit mit der Anwendung von Massage sowohl als vorbeugende Gesundheitsmaßnahme als auch als Heilverfahren sammeln konnte, habe ich das System der Haustiermassage entwickelt, das in diesem Buch beschrieben ist. Meine theoretischen und praktischen Kenntnisse als Tierarzt, als Tierpsychologe und geprüfter Massagetherapeut mündeten in natürlicher Weise in die Entdeckung dieser ganzheitlichen Therapie und die Entwicklung des ersten Massagesystems für Tiere.

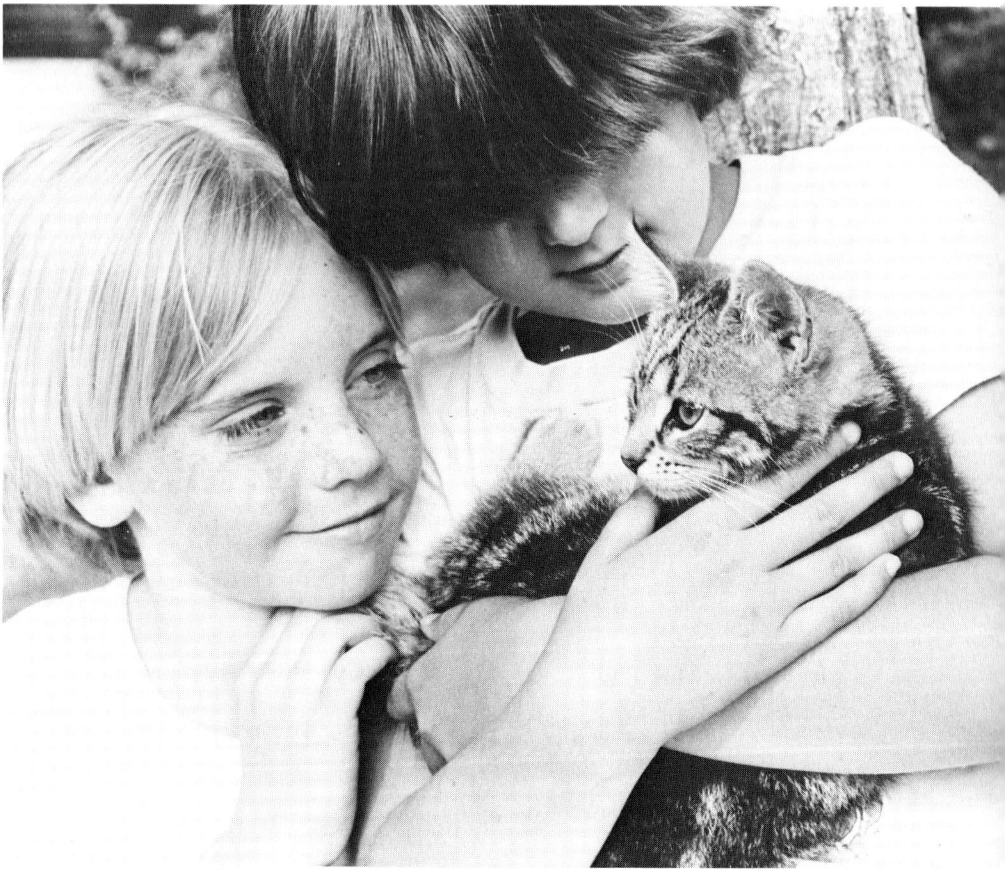

1 *Die heilende Berührung*

Mein Massageprogramm für Hunde und Katzen ist eine ganz spezielle Synthese mehrerer verschiedener Massagetechniken oder -schulen, die bisher bereits beim Menschen intensiv erforscht und angewandt wurden. Einige von ihnen, wie die Akupressur, sind schon seit Jahrhunderten in Gebrauch; andere wiederum, wie zum Beispiel die Polaritätstherapie und das Rolfing, sind jüngeren Datums. Die Polaritätstherapie beruht wie die Akupressur und das Shiatsu auf dem Prinzip der Energiefelder oder -ströme im Körper. Rolfing ist eine Tiefmassage zur Behandlung einzelner Muskelgruppen, des dazwischenliegenden Bindegewebes sowie von Haltungsfehlern und Schädigungen des Knochengerüsts, die von einer ungleichen Verteilung des Tonus – des Spannungszustandes der Muskeln – herrühren.

Man muß sich eigentlich wundern, daß die Massage bisher niemals systematisch oder konsequent bei Tieren angewandt wurde, denn immerhin leiden Tiere an vielen «menschlichen» Krankheiten und werden mit den gleichen Antibiotika, Steroiden, Hormonen usw. behandelt. Ja, Tiere werden sogar in der Forschung als Versuchsobjekte benutzt, um Heilmittel für menschliche Leiden zu finden, gerade weil sie ähnliche und manchmal sogar die gleichen Krankheiten haben können wie der Mensch, beispielsweise Diabetes (Zuckerkrankheit) oder den grünen Star. Ist es da nicht logisch, daß man umgekehrt Massagetechniken, die im Laufe der Jahrhunderte für Menschen entwickelt wurden, auch auf Tiere anwendet? Warum ist bisher niemand auf die Idee gekommen, ein Massageverfahren für unsere vierbeinigen Freunde zu entwickeln? Vielleicht liegt es daran, daß die Massage eine so subjektive Erfahrung ist.

Woher wollen wir aber wissen, ob die Massage einem Tier guttut, wenn es keine Stimme hat, um es uns zu sagen? Die Antwort liegt für jeden auf der Hand, der jemals ein Haustier hatte, und wenn es auch nur für kurze Zeit war. Wenn ein Tier zu Ihrem Haushalt gehört, können Sie sicher jederzeit sagen, ob es Zufriedenheit, Vergnügen, Schmerz, Zorn, Betrübnis, Schuld, Eifersucht oder was auch immer empfindet. Mein Hund Benji läuft bellend zu mir her und drückt sich an mich, und wenn ich seine Schulter oder seinen Hals kraule, dreht er sich so, daß ich ihn genau dort massieren kann, wo er es gerne möchte – besonders entlang des Rückens. Benji und meine beiden Katzen lassen sich gerne und ausgiebig von mir (und von meiner Frau und meinen Kindern) massieren. Mein neuester Patient ist Sam, eine der beiden Katzen. Er bekam plötzlich aus heiterem Himmel eine Zystitis (Harnblasenentzündung), die zu einer Blockierung des Harntrakts sowie zu schmerzhaften Verspannungen und Muskelkrämpfen im Bereich des Beckens und der unteren Rückenmuskeln führte. Für die Behandlung dieser Erkrankung wandte ich das übliche Verfahren an, kombiniert mit einer Massage, und der Erfolg war sehr ermutigend.

Wenn Sam heute wieder einen Zystitisanfall bekommt, kommt er sofort wieder zu mir und möchte massiert werden, insbesondere im Bereich der Schwanzwurzel; er springt dann auf meinen Schoß, sieht mich an, miaut und stellt sich von selbst so hin, wie ich ihn immer zur Massage hinstelle. Zufall? Vielleicht, aber warum macht er das nur dann, wenn er krank ist? Und warum läuft er nicht weg, wenn es ihm wehtut? Würde er denn immer wiederkommen, wenn es ihm nicht guttäte? Zweimal täglich zehn bis fünfzehn Minuten sanfte Knetmassage in diesem Bereich lösen die Muskelkrämpfe und den damit verbundenen Harnzwang, der bei dieser Krankheit auch dann auftritt, wenn die Blase leer ist.

Man trifft leider immer wieder Leute, die den Fehler des, wie ich es nenne, «mechanistischen Denkens» begehen: Sie glauben, daß man Tieren nicht menschenähnliche Gefühle zuschreiben dürfe. Gerade unter Akademikern ist diese Anschauung weit verbreitet. Neulich hörte ich einen Gymnasialprofessor konstatieren, daß «jeglicher Anthropomorphismus unwissenschaftlich ist». Danach wäre es also unzulässig, Tieren ein Gefühl oder eine Empfindung zuzuerkennen, die typisch menschlich ist, zum Beispiel Schmerz, Freude, Hunger oder Angst. Es ist klar, daß man es sich mit einer solchen Einstellung schwerlich vorstellen kann, wie ein Tier aus einer sanften Berührung oder einer Massagetherapie Nutzen ziehen könnte. Dabei haben andere Wissenschaftler in ihren Studien gerade gezeigt, daß der Entzug von Zuwendung für ein Tier (wie für einen Menschen) genauso schlimme Folgen hat wie der Entzug eines lebenswichtigen Nährstoffs. Junge Hunde und Katzen (und andere Tiere) können wie Kinder körperlich verfallen, wenn sie von ihren Müttern getrennt werden und ohne jeden liebevollen Kontakt leben müssen, selbst wenn ihr physischer Bedarf an Wärme und Futter befriedigt wird.

Die liebkosende Berührung ist für das Wohlbefinden und das normale Wachsen und Gedeihen aller gesellig lebenden Tiere unerläßlich. Es scheint, daß ihr Nervensystem diese Stimulierung, ob sie nun durch das zarte Lecken der mütterlichen Zunge oder die streichelnde Hand des Menschen bewirkt wird, unbedingt braucht. Wie ein Sämling ohne das

Licht der Sonne nicht gedeihen kann, so leidet unsere vierbeinige Verwandtschaft ohne die Energie der Liebe. Und diese Energie kann gerade durch die Berührung besonders gut gegeben und zurückgegeben werden. Dieses «Zurückgegeben» ist sehr wichtig. Es ist vielleicht noch in manch anderer Hinsicht sehr lohnend, wenn man sein Haustier regelmäßig massiert: Forscher an der Universität von Pennsylvania haben herausgefunden, daß bei Infarktpatienten das Risiko eines Zweitinfarkts deutlich geringer ist, wenn sie ein Haustier haben, mit dem sie sich abgeben können. Sie führen dies auf die entspannende, wohltuende Senkung der Pulsfrequenz zurück, die eintritt, wenn man das Tier streichelt – eine echte begleitende Heilmaßnahme!
Ich gehe mit Hamlet einig, wenn er sagt: «Es gibt mehr Dinge im Himmel und auf Erden, als eure Schulweisheit sich träumt.» Ich meine damit, daß Heilprozesse noch in ganz anderer Weise in Gang gesetzt werden können, als sich die westliche mechanistische Medizin jemals träumen ließ. Dies zeigt etwa Norman Cousins Bericht über seine erstaunliche Selbstheilung in seinem Bestseller «Anatomy of an Illness as Perceived by the Patient: Reflections on Healing and Regeneration» (deutsch: «Der Arzt in uns selbst. Anatomie einer Krankheit aus der Sicht des Betroffenen»). In diesem Buch wird dargelegt, wie eine positive geistige Einstellung dem kranken Körper den Weg zurück zur Gesundheit weisen kann. Durch Massage und Handauflegen können heilende Kräfte übertragen werden, die schon viele Menschen erlebt und viele Heiler bewiesen haben.
Es gibt Leute, die nichts von der Massage halten. Es sind meist Leute, die selbst noch nie die Wohltat einer Massage genossen haben. Auch ich gehörte zu den Ungläubigen, bis ich mich einmal verschiedenen Arten von Massage und physiotherapeutischer Behandlung (wie Rolfing und Shiatsu) unterzog. Man kann sich leicht denken, daß ich als allopathisch, d.h. nach der westlichen Schulmedizin ausgebildeter Tierarzt dieser «Fummelei» äußerst skeptisch gegenüberstand, bis ich selbst eine Ausbildung als Massagetherapeut begann.
Eines Nachmittags übte ich an einem anderen Kursteilnehmer, der einen rauhen Hals hatte. Nachdem ich verschiedene Bereiche seiner Schulter und seines Nackens geknetet hatte, fühlte ich plötzlich selbst ein Kratzen im Hals.
Reine Einbildung, werden Sie sagen. Genau das dachte ich zuerst auch. Aber ich wurde das Kratzen nicht los. Je länger ich den Mitschüler massierte, desto stärker wurde der Schmerz und das Kratzen im Hals.
Ich konnte es einfach nicht glauben und wandte mich an meinen Lehrer. Er schien keineswegs überrascht. «Machen Sie die Massage zu Ende», sagte er. «Waschen Sie sich dann die Hände und schütteln Sie sie aus, damit Sie das wieder abstoßen können, was Sie aufgenommen haben, und

setzen Sie sich dann eine Weile ruhig hin.» Ich tat, was er mir geraten hatte, und innerhalb von fünf Minuten war mein Halsweh verschwunden, während es meinem Mitschüler deutlich besser ging. Ich nenne diesen Vorgang «sympathische Resonanz», was ungefähr «mitleidender Widerhall» eines Leidens bedeutet. Andere Heiler haben von ähnlichen Erfahrungen berichtet. Einige von ihnen können in der Tat eine so große sympathische Resonanz entwickeln, daß sie mit den Händen «sehen» können, wo der Patient Schmerz empfindet, manchmal sogar ohne jede Berührung. Wer den Begriff der Massagetherapie akzeptiert, durchbricht – erst recht im Zusammenhang mit Tieren – zwangsläufig eine Reihe kultureller und konzeptioneller Tabus und Schranken, doch der Lohn für den Mutigen ist groß.

Man darf sich jedoch andererseits auch nicht darüber hinwegtäuschen, daß die Massagetherapie kein Allheilmittel ist. Man sollte nicht der Versuchung erliegen, ein Tier zu Hause selbst behandeln zu wollen, wenn man nicht zuerst beim Tierarzt war. Wenn man sich jedoch an die Grundregeln der Massage hält, ist diese heilende Berührung im allgemeinen unschädlich und ohne schädliche Nebenwirkungen.

Es ist meine Überzeugung, daß Berührung und Massage uns das Gespür für unseren Körper wiedergeben können. Dieses Körperbewußtsein – das Bindeglied zwischen körperlicher Feinfühligkeit und geistigem Bewußtsein – ist der modernen Zivilisation fast verlorengegangen, die Körper und Geist, Mensch und Tier, Menschheit und Natur als getrennt voneinander zu sehen gelernt hat. Wir müssen uns wieder darauf besinnen, daß unser Körper keine Maschine ist, und der der Tiere auch nicht.

Albert Schweitzer, der große Humanist und Heiler, hat einmal gesagt, daß ein guter Arzt lediglich «den Arzt im Patienten» erweckt. Berührung und Massage lösen offenbar den gleichen Effekt aus.

Ich glaube, daß die Berührung oder körperliche Kontaktnahme eines der kostbarsten Geschenke ist, das Menschen einander geben können. Noch wertvoller ist vielleicht die heilende Berührung, wenn wir sie den von uns abhängigen Tieren zukommen lassen.

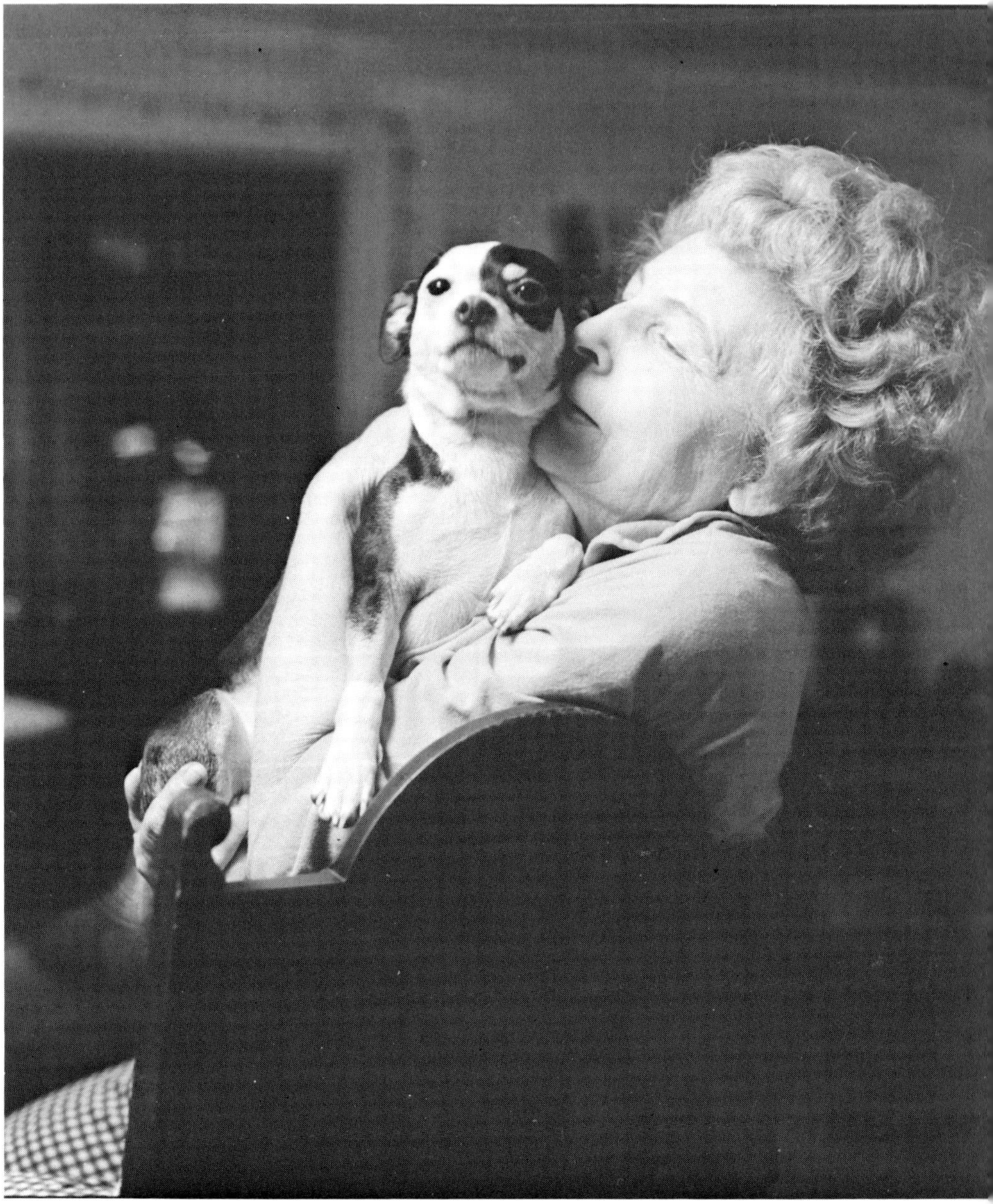

2 *Warum Katzen und Hunde Massage brauchen*

Auf den ersten Blick mag es eine etwas ausgefallene Idee sein, Tiere massieren zu wollen. Tatsache ist aber, daß die Massage für Ihren Hund oder Ihre Katze so viele physische und psychische Vorteile hat, daß man sie fast zu den wesentlichen Elementen der Gesundheitspflege zählen muß. Sie erscheint mir mindestens ebensowichtig wie Pflege, Ernährung, Auslauf usw. Ja, ich würde sogar so weit gehen und sagen, daß Tiere aus bestimmten Gründen, auf die ich später noch eingehen werde, sogar mehr noch von der Massage profitieren als Menschen.

Der Preis der Domestizierung

Skeptiker könnten das Argument ins Feld führen, daß es unsinnig – weil anthropomorph – ist, zu glauben, daß Tiere eine regelmäßige Massage brauchen oder gar genießen könnten, weil sich wildlebende Tiere ja auch niemals massieren. Dies ist insofern nicht richtig, als wild lebende Tiere sehr wohl eine Art von Massage kennen: die gegenseitige Pflege. Wenn eine Katze oder ein Hund die Jungen leckt, führt diese Maßnahme (man könnte es oberflächliche Massage nennen) zu einer Anregung der Verdauung. Verwaiste Tiere gedeihen nicht, weil ihnen ein entsprechender körperlicher Kontakt, die liebevolle Zuwendung ihrer Mutter fehlt.

Tiere in freier Wildbahn spielen, jagen und laufen außerdem, und sie betätigen sich überhaupt den ganzen Tag über in vielfältigster Weise, was gewissermaßen ihre Art von Gymnastik oder natürlichem Hatha-Yoga darstellt. Unseren Haustieren, die ja doch die meiste Zeit im Haus bleiben müssen, fehlt ein solch regelmäßiges Training, und sie profitieren daher ungemein von einer belebenden Massage. Außerdem leben Haustiere sehr viel länger als ihre wilden Artgenossen, und vielen Altersbeschwerden kann man mit Massage recht gut entgegenwirken. Ich erinnere mich sehr gut an einen Patienten, einen sechsjährigen Golden Retriever namens King, dessen Besitzer ein sehr bewegungsarmes Leben führte. King wies rasch zunehmende senile Veränderungen auf – Fettleibigkeit, Energielosigkeit und Antriebsschwäche –, die noch durch eine Hüftgelenksdysplasie verstärkt wurden, einen überaus hinderlichen, angeborenen Defekt, der die Bewegungsfähigkeit des Tiers erheblich einschränkte.

Ich verordnete ihm zunächst einmal eine bessere, kalorienärmere Diät sowie regelmäßige Spaziergänge und Spiele; außerdem legte ich dem Besitzer ans Herz, King täglich zu pflegen und ihm anschließend eine Ganzkörpermassage zu geben. Es dauerte einige Wochen, bis sich zwischen Herr und Hund durch die allgemeine Massagefolge ein besonderes Vertrauensverhältnis entwickelte. Danach lernte der Besitzer, wie er bei King eine therapeutische Massage durchführen konnte, um die sich auf das Hüftleiden auswirkenden chronischen Degenerationserscheinungen zu lindern.

Innerhalb von drei Monaten war King wie ausgewechselt – dynamisch und von neuem Lebensschwung erfüllt. Sogar sein Herr fühlte sich wohler, weil er durch die aktive Pflege seines Hundes selbst mehr Bewegung hatte. Als ich ihn das letzte Mal sah, erzählte er mir, daß er jetzt befreundete Tierhalter über die Vorteile und die Praxis der ganzheitlichen Gesundheitspflege und der Massagetherapie bei Haustieren unterrichte.

Wir müssen uns immer vor Augen halten, daß wir durch die Domestikation das Äußere der Hunde (und in geringerem Maße auch der Katzen) verändert haben. Diese körperlichen Veränderungen, zum Beispiel Riesen- und Schnellwuchs bei Dänischen Doggen, kurzer Rücken bei den Terriern, abfallende Hüften bei Schäferhunden und kurze Beine bei den Dachshunden, können Streß bewirken. Wir sind es diesen Tieren also gewissermaßen schuldig, daß wir ihnen zum Ausgleich etwas Gutes tun. Bei abnormen Körperstellungen und den damit verbundenen Ungleichgewichten bringt die Massage meist gute Erfolge. Außerdem sind insbesondere Hunde und in geringerem Umfang auch Katzen in ihrem Verhalten viel abhängiger und unbeholfener als ihre wilden Artgenossen. Infolgedessen beanspruchen sie auch mehr liebevolle Zuwendung. Dies kann in Form des gelegentlichen Streichelns geschehen, aber auch in Form einer systematischen, angenehmen Stimulierung nach dem in diesem Buch beschriebenen Massageverfahren.

Diagnostische Fingerspitzen

Dank regelmäßiger Massage werden Sie viel früher entdecken, wann Ihr Tier zum Tierarzt muß, als Sie es jetzt mit der üblichen flüchtigen Prüfung können. Jawohl, die Massage hat tatsächlich eine diagnostische Funktion! Die sich daraus ergebende Früherkennung kann Ihrem Haustier manches unnötige Leid ersparen – und vielleicht sogar das Leben retten. Wieviele Fälle habe ich nicht erlebt, in denen die Behandlung viel einfacher gewesen wäre, wenn die Besitzer die Krankheit Ihres Tiers früher und richtig erkannt hätten! Ich denke zum Beispiel an die Katze Tiger, die wegen eines Fiebers zu mir gebracht wurde. Die Besitzer hatten bemerkt, daß das Tier hinkte, und geglaubt, daß es nichts weiter als eine Verstauchung wäre, die bald von selbst heilen würde. Das war nun gerade nicht der Fall. Hätten sie Tiger regelmäßig massiert, hätten sie eine Schwellung unter der Haut entdeckt und sofort gewußt, daß es mehr sein mußte als nur eine Verstauchung. Bei der Untersuchung stellte ich schließlich eine tiefe Bißwunde fest, aus der sich ein Abszeß entwickelt hatte.

Ein anderer Fall, an den ich mich erinnere, war der eines älteren Hundes namens Sam, der eine Schwellung in der Leistengegend hatte, die die Besitzer aber nicht regelmäßig überprüften. Dann vergrößerte sie sich plötzlich so dramatisch, daß sie Sam eilends zum Tierarzt brachten. Dort stellte sich heraus, daß es sich um einen eingeklemmten Bruch handelte, der schon mehrere Tage alt war. Sam mußte eine größere Operation über sich ergehen lassen, was angesichts der Risiken der Anästhesie nicht gerade das Ideale für ein älteres Tier war.

Es kommt manchmal vor, daß ein sonst zutrauliches Tier auf zufällige Berührungen plötzlich feindselig reagiert und wütend knurrt oder faucht. Ich habe Tierhalter gekannt, die ihren Hund oder ihre Katze deswegen dann bestraften oder sogar einschläfern lassen wollten, während das arme Tier an einer Ohrenentzündung oder einem Bandscheibenvorfall litt, der bei jeder Berührung fürchterlich schmerzt! Wenn Sie einmal Ihre Fingerspitzen sensibilisiert haben, werden Ihnen solch tragische Fehlinterpretationen der Reaktionen Ihres Tiers nicht mehr unterlaufen.

Anregung des Blutkreislaufs

Die Massage hat auch eine therapeutische oder heilende Funktion. Besonders hilfreich ist sie zur unterstützenden Behandlung bestimmter Verletzungen. Bei einem verstauchten Gelenk oder einem gebrochenen Bein kann man den Genesungsprozeß der Katze oder des Hundes deutlich beschleunigen, wenn man das betroffene Glied massiert. Dies kommt dadurch zustande, daß die Massage den Blutkreislauf anregt. Eine Reihe von Erkrankungen sprechen ebenfalls gut auf die Massage an, und so können Sie gewissermaßen Ihrem Tierarzt dabei helfen, Ihr Tier wieder gesund werden zu lassen.

Junge von schnellwüchsigen Rassen – von Dänischen Doggen beispielsweise – profitieren erheblich von einer Massage der Glieder, bei der Streck- und Beugebewegungen mit Reibungen im Bereich der Gelenke verbunden werden, um die Blutzufuhr zu verbessern (siehe Seite 114). Dies ist deshalb so wichtig, weil den wachsenden Knochen die erforderlichen Nährstoffe, hauptsächlich Kalzium und Phosphor, über den Blutkreislauf zugeführt werden. Da die Glieder vor allem an den Knochenenden in der Nähe der Gelenke wachsen (im Bereich der sogenannten Epiphysenfuge), sollte sich die Massage vor allem auf diese Gegend

konzentrieren. Außerdem neigen schnellwüchsige Rassen besonders zu Zerrungen und Verstauchungen, wobei auch hier die Massage durch die Anregung des Blutstroms ihre heilende Wirkung entfaltet. Mehr darüber in Kapitel 8.
Durch die Stimulierung des Lymph- wie auch des Blutstroms wirkt die Massage bei älteren und genesenden Tieren kräftigend und belebend, insbesondere bei solchen mit einer Funktionsschwäche von Herz oder Nieren. Wenn der Kreislauf angeregt wird, werden Giftstoffe vom Gewebe abgeführt und Nährstoffe zugeführt. Die meisten älteren Tiere leiden an degenerativen und chronischen Störungen, bei denen die stimulierende, tonisierende Wirkung der Massage sehr wohltuend ist. Bei Muskelkrämpfen, morgendlicher Steifheit, Arthritis, bestimmten Wirbelsäulenleiden, manchen Hauterkrankungen usw. tritt bei regelmäßiger Massage Besserung ein. Wie ihre Besitzer finden auch Haustiere durch die heilende und beruhigende Berührung bei der Massage Entspannung und Genesung.

Die verbindende Berührung

Forschungen haben gezeigt, daß körperlicher Kontakt für ein Tier, das emotionell an einen Menschen gebunden ist, eine ebenso große Belohnung darstellt wie ein Napf mit Lieblingsfutter. Allerdings möchten nicht alle Tiere berührt werden. Berührungsangst oder die Abneigung gegen Berührung an bestimmten Körperpartien, am Kopf zum Beispiel oder in der Kreuzgegend, kann ein Krankheitszeichen sein. Es kann aber auch die Folge falscher Behandlung im frühen Lebensalter sein. Mit «falscher Behandlung» meine ich nicht unbedingt, daß das Tier mißhandelt wurde. Es kann einfach auch daran liegen, daß das Tier in den ersten Lebenswochen – der entscheidenden Phase für die Ausbildung von Gefühlsbindungen – nicht unter Menschen war. Diese frühe Bindung nennt man Prägung.
Wenn Ihr Hund oder Ihre Katze vor Ihnen zurückscheut, wenn Sie das Tier am Kopf berühren, könnte dies zum Beispiel ein Anzeichen für Ohr- oder Zahnschmerzen sein. Es könnte aber auch auf eine Berührungsscheu bzw. Berührungsphobie hinweisen. Wie kann man das unterscheiden? Wenn die Berührungsempfindlichkeit in einem bestimmten Bereich plötzlich auftritt, ist der Grund höchstwahrscheinlich in einer lokalen Infektion oder Verletzung zu suchen. Wenn andererseits ein Hund kopfscheu ist, weil ihm als Welpe die Ohren gestutzt wurden, dann liegt eine echte Phobie vor.

Wie können Sie Ihrem Tier bei der Überwindung der Berührungsangst helfen, wenn sie psychisch und nicht physisch bedingt ist?

- Nähern Sie sich dem Tier immer ruhig und vorsichtig.
- Vermeiden Sie plötzliche Berührungen und heftige Bewegungen, auch beim Spiel.
- Reden Sie ihm mit ruhiger Stimme gut zu, wenn Sie es berühren wollen.
- Verlängern Sie die Berührungsdauer allmählich.
- Geben Sie Ihrem Tier eine Belohnung, wenn es sich von Ihnen berühren läßt.
- Als äußerstes Mittel können Sie von Ihrem Tierarzt ein leichtes Beruhigungsmittel verschreiben lassen, das die phobische Reaktion unterdrückt.

Die Berührung ist eine mächtige Brücke für die Liebe, und es ist wirklich tragisch, wenn Tieren sowohl die Wohltat der Berührung als auch die Möglichkeit der Erwiderung von Zuneigung verschlossen bleibt. Die Massage kann dazu beitragen, daß junge Hunde oder Katzen in ihren ersten Lebenswochen auf den Menschen geprägt werden; wenn sie regelmäßig fortgeführt wird, festigt sie das Band zwischen dem Tier und seinem Besitzer immer mehr, solange das Tier lebt.

Die positiven Wirkungen der Berührung

Ein weiterer wichtiger Vorteil der Massage liegt darin, daß sich das Tier daran gewöhnt, daß etwas mit ihm getan wird. Das könnte Ihrem Tier sogar eines Tages das Leben retten. Als Tierarzt muß ich es immer wieder erleben, wie schwierig und frustrierend es ist, berührungsscheue Tiere zu behandeln, vor allem bei schwierigeren Maßnahmen. Manche Tiere müssen schon wegen einer einfachen Untersuchung beim Tierarzt ruhiggestellt werden, oder man muß ihnen einen Maulkorb umlegen oder sie festbinden. Bei größeren Behandlungen sind noch weitergehende Maßnahmen erforderlich.

Ich bekomme immer wieder Briefe von Leuten, die darüber klagen, daß sie ihr Tier nicht baden können, daß sie ihnen die Krallen bzw. Nägel nicht schneiden oder ihnen nicht einmal das Fell bürsten können. Viele Tiere setzen ihrem Pfleger so zu, daß dieser tatsächlich Zwang anwenden muß, was zu einer Schockwirkung führt, oder daß er ihnen Beruhigungsmittel geben muß, was leicht übertrieben werden kann. Wenn Sie Ihr Tier an die tägliche Massage durch Sie oder ein Mitglied Ihrer Familie gewöhnen, läßt es auch andere Dinge leichter über sich ergehen – vom Gang zum Tierarzt oder zum Friseur oder zum Schönheitssalon bis hin zur Unterbringung in einem Körbchen auf Reisen. Ein an Berührung gewöhntes Tier macht es auch den Preisrichtern und Helfern leichter, wenn Sie Ihr Tier an Wettbewerben teilnehmen lassen wollen. Ein

weiterer erfreulicher Nebeneffekt zeigt sich darin, daß ein solches Tier Kindern und Besuchern gegenüber viel ruhiger reagiert.
Durch die Veränderung unserer Lebensbedingungen, durch die zunehmende Mechanisierung und die Entfremdung von unseren tierischen Ursprüngen kann die Massage für jeden von uns schließlich auch eine Entschädigung für bestimmte Verluste bedeuten. Ich möchte hier die pathetischen Worte einer älteren Dame wiedergeben, die mit ihrem Haustier allein in ihrem Appartement lebte. «Meine Katze», sagte sie, «ist das einzige Lebewesen, das ich in den letzten zwölf Jahren berührt habe.»
Für ältere Leute ist die regelmäßige Massage ihrer vierbeinigen Hausgenossen ein wahres Lebenselixier. Es gibt ihnen das Gefühl, wirklich gebraucht zu werden und mehr geben zu können als nur Futter und Obdach. Selbst wenn sie weniger aktiv sind und keine langen Spaziergänge mehr machen und mit ihrem Tier herumtollen, können sie dank der Massage doch in heilsame Berührung mit ihm kommen.
Auch Kinder erlernen die Kunst der Massage ziemlich leicht und ziehen besonderen Nutzen für ihr Gefühlsleben daraus. Meine eigenen Kinder waren als Zehnjährige bereits fachkundige Masseure ihrer Tiere und der ganzen übrigen Familie. Ich glaube daher, daß sie ein ganz besonderes Gespür und Bewußtsein für ihren Körper entwickeln. Sie sind außerdem in vernünftiger Weise frei von gesellschaftlichen Berührungstabus, die so vielen Menschen die Möglichkeit beglückender Beziehungen verbauen.
In der gleichen Weise, wie wir Menschen gefühlsmäßig davon profitieren, daß wir berührt werden und in unserem Leben andere Menschen haben, die wir berühren dürfen, profitieren auch unsere Haustiere davon, und es ist möglich, daß Fälle von Depressionen bei Tieren (wie auch beim Menschen) durch Massage sehr positiv beeinflußt werden können. Das ist einer der Gründe, warum ich immer die Haltung von zwei Haustieren empfehle; zwei Tiere, die zusammenleben (Hunde wie Katzen), sind meist glücklicher und gesünder als Einzeltiere. Außerdem sind sie während der langen Zeit, wenn Herrchen oder Frauchen weg bei der Arbeit sind, weniger einsam und destruktiv. Wenn sie sich gegenseitig pflegen, ist dies auch eine Art von Massage.
Es wäre nicht zu verantworten und wider das Berufsethos, wenn ich Sie nicht vor dem Glauben warnen würde, daß die Massage von Haustieren alle Probleme zu lösen vermöge oder daß sie gar von nun an auf Ihren Tierarzt verzichten und das Tier zu Hause selbst behandeln können. Eine einzelne medizinische Technik oder Schule kann niemals die Patentlösung für alle Probleme sein. Die Massage kann die Behandlung Ihres Tierarztes und Ihre allgemeine Gesundheitsvorsorge unterstützen; dagegen kann und darf sie nicht den geübten diagnostischen Blick und die therapeutischen Verfahren des Arztes ersetzen.

Sie sollten zum Beispiel also zu Ihrem Tierarzt gehen, wenn Ihr Tier eine Verstauchung hat, und erst dann massieren, wenn die Schwellung zurückgegangen ist. Selbstverständlich sollte man auch Tiere, die unter einem Schock oder einer ernsthaften Virusinfektion wie etwa Hundestaupe oder Katzenseuche leiden, in Ruhe lassen und nicht einer Tiefmassage unterziehen, die eine zusätzliche Belastung bedeutet, vor allem bei Tieren, die nicht daran gewöhnt sind. Kranke Katzen sind meist lieber allein. Bei manchen kranken Haustieren, vor allem aber bei Katzen, sind ganz leichtes Streicheln und das Auflegen der (heilenden) Hände (siehe Seite 112 und Kapitel 9) das äußerste, was sie neben der Therapie des Arztes vertragen und vielleicht auch brauchen. Das Beste, was Sie tun können, ist, sie warm zu halten, ausreichend mit Flüssigkeit und den richtigen Medikamenten zu versorgen und sie ansonsten ungestört zu lassen. Übertrieben aufgeregte und besorgte Besitzer können für kranke und genesende Tiere eine rechte Plage sein. Wenn Sie einmal mehr Erfahrung und Gespür haben werden, wissen Sie selbst, ob Ihr krankes Tier massiert oder einfach nur gehalten und gestreichelt werden will.
Massage kann als Begleittherapie zu anderen Behandlungen angewandt werden:

- Als Stimulans zur Erholung nach Operationen.
- Zur Unterstützung der Rekonvaleszenz nach Krankheiten.
- Unter bestimmten Umständen als Begleittherapie zur Intensivbehandlung bei Schock und extremen Schwächezuständen (aber keine Tiefmassage).
- Zu diagnostischen Zwecken (Näheres hierzu finden Sie in den Kapiteln 7 und 8).
- Schließlich als eine Form der Kommunikation, die die physischen und psychologischen Barrieren zwischen Tier und Mensch überwinden kann. Sie dient der Vertiefung der Beziehung.

Das beeindruckendste Argument für die Massage möchte ich jedoch zum Schluß anführen, nämlich daß viele Haustiere mit der Zeit die Massage so sehr schätzen, daß sie richtig lästig werden können und Tag und Nacht darum betteln, wenn man sie nicht an ein gewisses Maß gewöhnt. Meine Katzen scheinen so glücklich und so dankbar für die Massage zu sein, daß ich mich manchmal wirklich frage, ob sie sich nicht eines Tages revanchieren wollen und mir eine Massage geben werden. Sie drücken es auf ihre Katzenart mit ihrer feuchten und ziemlich rauhen Zunge aus, und auch Hunde können so begeistert lecken und manchmal so stürmisch «knabbern», daß man sich kaum noch seiner Haut wehren kann. Es ist erstaunlich, wie viele Tiere eine Reaktion zeigen, wenn ihr Besitzer krank ist. Sie werden plötzlich anhänglicher und «schmusen» manchmal intensiver mit

ihnen als sonst. Sie wissen offenbar ganz genau, wenn ihr Herrchen krank ist.
Im alten Rußland, so heißt es, soll es speziell abgerichtete Bären gegeben haben, die man sich für ein paar Rubel über den Rücken laufen lassen konnte – eine stimulierende, shiatsu-ähnliche Massage! Ich bin freilich nicht für das Dressieren wilder Tiere, aber ich werde immer an diese Geschichte erinnert, wenn am Morgen meine Katzen auf meinem Rücken auf und ab spazieren, um mich aufzuwecken. Ich ertappe mich manchmal bei dem Gedanken, daß sie mich vielleicht doch massieren wollen, aber in Wirklichkeit möchten sie natürlich bloß ihr Frühstück!

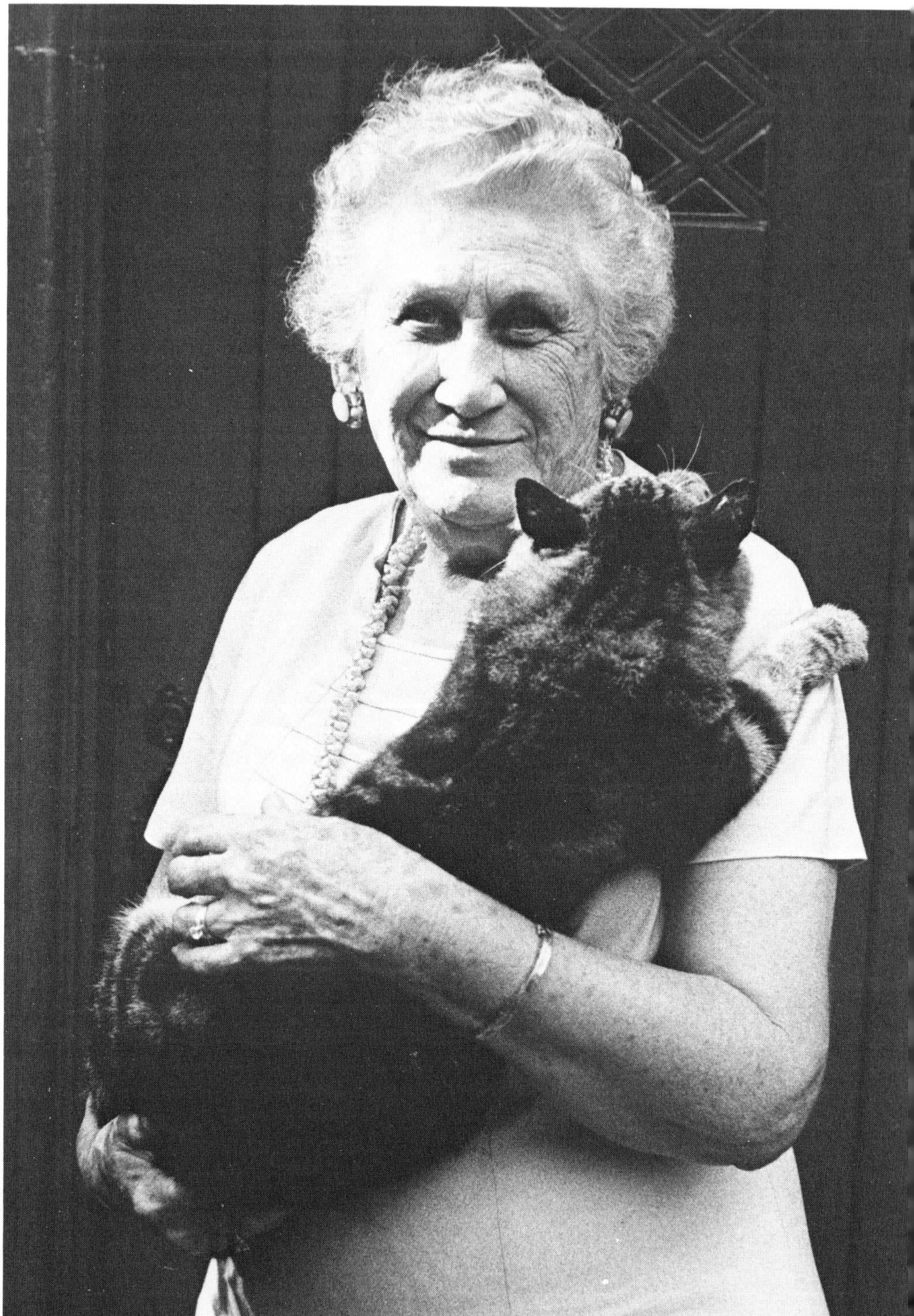

3 *Vorbereitungen zur Massage*

Wenn Sie eine wirksame Massage vornehmen wollen, brauchen Sie außer einer gewissen Feinfühligkeit auch einige Kenntnisse des Körperbaus von Tieren, und ich werde daher im nächsten Kapitel in kurzer und einfacher Form die Grundlagen umreißen. Vorteilhaft, wenn nicht gar unerläßlich ist es auch, wenn Sie sich selbst einmal von einer erfahrenen Kraft massieren lassen.

Haben Sie einmal die wohltuende Berührung geschickter Hände verspürt, die Ihre Haut und Ihre Muskeln bearbeiten, wird es für Sie leichter sein, bei der Massage eines Bekannten oder eines vierbeinigen Freundes mit den Fingern «fühlend zu sehen». Außerdem wird Sie die belebende Wirkung der Massage sicher mehr überzeugen als tausend Worte. Sie werden sehen, wie Ihnen Berührung und Massage die Feinheiten des Körpers erschließen und Ihnen zu jener gesteigerten Sensibilität und intuitiven Weisheit verhelfen, die man Körperbewußtsein nennt.

Durch Praxis lernen

Viele heutige Menschen sind infolge der gesellschaftlichen Tabuisierung der Berührung noch berührungsscheuer als ihre Haustiere. Berührt zu werden löst Ängste aus, weil wir uns dabei verletzlicher fühlen. Da Haustiere und Kinder eine relativ geringe Bedrohung darstellen und weil es gesellschaftlich (noch!) akzeptabel ist, in der Öffentlichkeit oder zu Hause ein Baby an sich zu drücken oder sein Haustier zu streicheln, ohne Schuldgefühle oder Angst vor scheelen Blicken haben zu müssen, sind Menschen mit Kindern oder Haustieren nicht so krank wie andere, die unter Berührungsentzug leiden. Einzig gesellschaftliche Tabus sind daran schuld, daß die Massage nicht so beliebt und verbreitet ist, wie sie es eigentlich sein müßte.

Wenn Sie noch nie eine Massage bekommen haben, sind Sie diese Erfahrung Ihrem Körper einfach schuldig. Vielleicht können Sie sich leichter dazu durchringen, wenn Sie bedenken, wieviel Ihnen dies bei der Massage Ihres Haustiers helfen kann.

Es ist gar nicht so schwierig, einen angesehenen Masseur zu finden, wie Sie vielleicht glauben. Sie müssen zunächst allerdings Ihren Widerstand

gegen den Gedanken aufgeben, sich von einem Fremden berühren zu lassen. (Ich selbst war während meiner ersten Behandlung auch sehr verlegen und empfindlich.) Weiterhin dürfen Sie sich nicht von dem üblen Ruf sogenannter «Massage-Salons» beeindrucken lassen, die die altehrwürdige Kunst der Massagebehandlung korrumpiert haben.
Ich würde Ihnen empfehlen, zuerst zu einem Masseur zu gehen, der die normale schwedische Bewegungsbehandlung praktiziert. Sie werden dabei bald hinter die routinemäßigen Abläufe kommen und die meisten Streichungen und Handgriffe kennenlernen, die Sie später auch bei Ihrem Haustier anwenden können.
Der nächste Schritt besteht dann darin, den Masseur bei der Arbeit zu beobachten. Am besten sehen Sie einmal zu, wenn ein Freund oder der Ehepartner massiert wird, und machen sich dabei Notizen. Stellen Sie dem Masseur und demjenigen, der massiert wird, Fragen. Vielleicht haben Sie sogar Lust, sich für einen Massagekurs einzuschreiben.
(Masseure und Medizinische Bademeister werden in der *Bundesrepublik Deutschland* in staatlichen Massageschulen an Krankenhäusern oder in staatlich anerkannten Lehranstalten für Massage ausgebildet, und zwar in Theorie und Praxis. Wenn Sie also einen staatlich anerkannten Masseur suchen, können Sie entweder im Telefonbuch nachsehen oder sich bei folgender Adresse erkundigen: Zentrale Fachvermittlung für Kneipp-Bademeister, Masseure und Medizinische Bademeister beim Arbeitsamt Memmingen, Postfach, 8940 Memmingen [zuständig für das gesamte Bundesgebiet]. Ob allerdings der betreffende Masseur Ihnen auch privat oder in größerem Rahmen einen einfachen Massagekurs vermitteln kann und darf, wäre noch abzuklären.
In *Österreich* gibt es verschiedene Ausbildungswege zum Masseur. Notwendig ist auf jeden Fall ein dreiwöchiger Lehrgang in einem Wirtschaftsförderungsinstitut der Handelskammer eines Bundeslandes. Ob für persönliche Zwecke Massagekurse durchgeführt werden, sagen Ihnen ebenfalls die Wirtschaftsförderungsinstitute. Anschriften von Masseuren können Sie dem Telefonbuch entnehmen oder von den Innungen der Kosmetiker, Fußpfleger und Masseure bei den Handelskammern erfahren.
In der *Schweiz* sind die Verhältnisse etwas schwieriger, wenn man an einen guten Masseur herankommen will. Die Ausbildung ist hier weder staatlich noch halbstaatlich, sieht man einmal von den Physiotherapeuten ab, die an den Universitätsspitälern von Basel [2], Bern, Zürich [2], Genf und Lausanne sowie in Leukerbad und Schaffhausen geschult werden. Freilich macht die Massage bei ihnen meist nur einen kleinen Teil ihrer Arbeit aus. Über die zahlreichen privaten Massageschulen besteht keine staatliche Aufsicht. Wer einen Masseur benötigt oder bei ihm einen privaten Massagekurs absolvieren möchte, wende sich an einen Masseur

mit guter Reputation oder einen diplomierten Physiotherapeuten. Vielleicht kann Ihnen auch Ihr Hausarzt jemanden empfehlen.)
Wenn Sie eine Ihnen bekannte Person massieren wollen, legen Sie zuerst die Fingerspitzen oder die Handfläche ganz leicht auf deren Haut und prüfen Sie, ob sich ein Gefühl des «Prickelns» einstellt. Heben Sie die Hände dann sanft ab und führen Sie sie in einem Abstand von etwa einem Zentimeter über den Körper. Fühlen Sie die Körpertemparatur, d.h. die abgestrahlte Wärme. Mit der Zeit werden Sie lernen, Bereiche zu entdekken, die kälter oder wärmer als normal erscheinen. Schmerzende Stellen wie beispielsweise im Bereich eines erkrankten Zahns können sich sehr kalt anfühlen – möglicherweise deshalb, weil sie Ihre Energie «absaugen». Diese Sensibilität ist wichtig für die Diagnose (siehe Kapitel 7).
Prüfen Sie als nächstes, wie weit Sie Ihre Hände vom Rücken Ihres Bekannten entfernen können, bis dieser die Strahlungsenergie, die von Ihren Händen kommt, nicht mehr wahrnimmt. Wenn Sie müde oder angespannt sind, vor allem um Ihre Schultern, werden Ihre Hände kälter sein, so daß der Blutstrom zu den Händen geringer und die von Ihnen ausströmende Energie schwächer wird. Wenn Sie abgespannt sind, sollten Sie weder Mensch noch Tier massieren, da dies Sie noch mehr ermüden und Ihre Widerstandskraft herabsetzen könnte. Forcieren Sie also nichts.

Die richtige Beziehung

Tiere reagieren genau wie Menschen, wenn sie kein Vertrauen zu ihrem Masseur haben und die Massage als Angriff gegen ihren Körper empfinden: Sie verkrampfen sich plötzlich. Viele meiner menschlichen Patienten fühlten sich am Anfang bei der Massage entgegen ihrem Willen schüchtern, verlegen oder kitzlig. Sich zu entspannen, bereitete ihnen Mühe. Solche Reaktionen machen es natürlich schwierig, einen Menschen zu massieren, ja es ist überhaupt fraglich, ob die Massage unter solchen Umständen viel nützt.
Wenn man eine Intensivmassage geben will, die unter Anwendung erheblichen Drucks durchgeführt wird, muß der Betroffene vollkommen entspannt sein. Eine ruhige, beruhigende Stimme und ein sicherer, fester und dennoch gefühlvoller Griff sind hierfür wichtige Voraussetzungen; beides erreicht man am besten durch Geduld und Erfahrung.
Es ist überraschend, wie schnell Patienten, Mensch und Tier, es lernen, Körper und Geist zu entspannen und sich dadurch auf den Masseur «einzustimmen». Der Betroffene wird Ihnen mit einem Schmerzenslaut oder einer reflexartigen Muskelkontraktion mitteilen, wenn Sie auf einen besonders empfindlichen oder schmerzenden Bereich stoßen. An einer überempfindlichen Stelle wie zum Beispiel einem der Akupressurpunkte auf dem Rücken kann auch eine ganz leichte Berührung schmerzhaft sein.

Wenn jedoch zwischen Masseur und Patient das richtige Vertrauensverhältnis besteht, werden solche Anfangsschwierigkeiten rasch überwunden sein.
Nachfolgend sind einige Punkte aufgeführt, auf die man bei solchen Hunden und Katzen besonders achten sollte, die überempfindlich sind und selbst vor der Anwendung von leichtem Druck Angst haben:

- Der Schlüssel zum Erfolg ist Geduld und Beharrlichkeit. Nicht aufgeben!
- Machen Sie die Massage zu einem Spiel. Es darf keine «tierisch ernste» Angelegenheit daraus werden, die um jeden Preis durchgestanden werden muß. Befreien Sie sich von der Vorstellung, daß das, was heilsam ist, auch ein bißchen weh tun muß.
- Halten Sie das Tier niemals mit Gewalt fest.
- Streicheln und beruhigen Sie das Tier, kraulen Sie es am Bauch, hinter den Ohren oder wo immer es gestreichelt werden möchte. Machen Sie dann ein paar Massagegriffe am Rücken und an den Beinen und streicheln Sie wieder.
- Beginnen Sie nicht gleich mit einer vollen Massagefolge. Das Tier wird die wohltuende Wirkung des Streichelns, der Entspannung und einiger Massagegriffe fühlen, auch wenn es nur wenige Minuten sind, und das nächste Mal dafür schon empfänglicher sein. (Das wird natürlich nicht der Fall sein, wenn Sie es zwingen wollen.)
- Überlegen Sie, ob Sie Ihrem Hund nicht etwas mehr grundsätzlichen Gehorsam beibringen müssen, wenn er überaktiv ist, sich nicht entspannen will oder das Ganze für ein Spiel hält und sich rollen, balgen oder spielerisch an Ihrer Hand knabbern möchte. Eine feste Stimme und Hand, mit der Sie Ihren Hund zum Stillsitzen oder auch zum Hinlegen und Ruhigsein bringen, sind gute Vorübungen, mit der Sie ihn an die Massage gewöhnen und aufnahmefähig machen.

Die richtige Einstellung

Bei der Vorbereitung auf die Massage ist es wichtig, daß Sie sich erst «einstimmen», denn ohne die richtige Einstellung ist der Schaden leicht größer als der Nutzen. Es ist erstaunlich, wie sehr die Einstellung des Masseurs die Qualität und Wirksamkeit der heilenden Berührung beeinflußt.
Vor einigen Jahren hatte ich einen Schüler, der mich sehr bedrängte, mir eine Massage geben zu dürfen, um mir seine große Kunstfertigkeit zu beweisen. Nachdem ich ihn mehrere Wochen hingehalten hatte, weil ich seiner geistigen Einstellung nicht recht traute, gab ich seinem Drängen schließlich nach und erlaubte ihm, meinen Rücken zu massieren, der mich

seit einiger Zeit schmerzte. Am nächsten Tag und an den darauffolgenden Tagen konnte ich mich kaum mehr bewegen. Er hatte meinen ganzen Rücken in ein schmerzhaftes Ungleichgewicht gebracht, und ich fühlte mich wie gerädert.
Später erkundigte ich mich bei ihm, wie er sich denn gefühlt habe, und er antwortete mir, er hätte sich etwa einen Tag lang, nachdem er mir so übel mitgespielt hatte, «beschwingt, dynamisch, fast übermütig» gefühlt. Wahrscheinlich hatte er mir alle Energie genommen, statt mir seine zu geben! Was auch immer der Grund für unsere sehr unterschiedlichen Reaktionen war – ich bin mir sicher, daß in erster Linie die geistige Einstellung des jungen Mannes schuld an meiner Misere war. Welch ein Kontrast zu meinem Erlebnis mit dem Schüler, dessen Heiserkeit ich lindern konnte, indem ich bei der Behandlung seine Symptome auf mich zog! Neueren Forschungen zufolge könnte diese Reaktion damit zusammenhängen, daß bei der Massage (oder beim Streicheln) nicht nur die Pulsfrequenz des massierten Tiers, sondern auch diejenige des Massierenden sinkt. Wir brauchen gewiß nicht noch mehr Gründe, warum wir uns Tiere halten und sie lieben sollten, aber dieses Forschungsergebnis kann uns sicher noch mehr motivieren.
Die richtige geistige Einstellung ist bei der Massage eines Tiers so wichtig wie bei der Massage eines Menschen. Wir wissen, daß Patienten eher genesen, wenn sie Vertrauen in ihren Arzt und seine Kunst haben. Auch ist bekannt, daß ein Arzt, der eine positive Einstellung hat und von der Behandlung, die er verordnet, überzeugt ist, den Heilungsprozeß möglicherweise durch den Placeboeffekt beschleunigt.
Unter Placeboeffekt versteht man das Ingangsetzen des natürlichen Heilungsprozesses im Körper durch wirkstofflose Arzneimittel, durch Gespräche oder Massagen. Wenn Albert Schweitzer sagt, daß ein guter Arzt im Patienten den «inneren Arzt» erweckt, dann beschreibt er damit genau diesen Placeboeffekt. Der große Heiler wies darauf hin, daß Medizinmänner mit Kräutern und Tinkturen und Ritualen deshalb Erfolg hatten, weil ihre Patienten dafür empfänglich waren.
Ein Arzt, der unschlüssig, unsicher und ohne Selbstbewußtsein ist und nicht die richtige Einstellung hat, wird den Patienten nicht überzeugen. Das gilt auch für den Masseur. Vielleicht klingt das alles sehr geheimnisvoll, aber wer es einmal erlebt hat, weiß, daß es so ist.
Nun könnte man sich natürlich fragen, wie denn der Placeboeffekt beim Tier wirksam werden, wie ein Tier an den Heiler oder an die verordnete Behandlung glauben soll? Und woher wollen wir eigentlich wissen, daß die Massage beim Tier irgend etwas bewirkt?
Neuere Forschungen haben gezeigt, daß Tiere genau wie Menschen natürliche opiatähnliche Substanzen, die Endorphine und Enkephaline

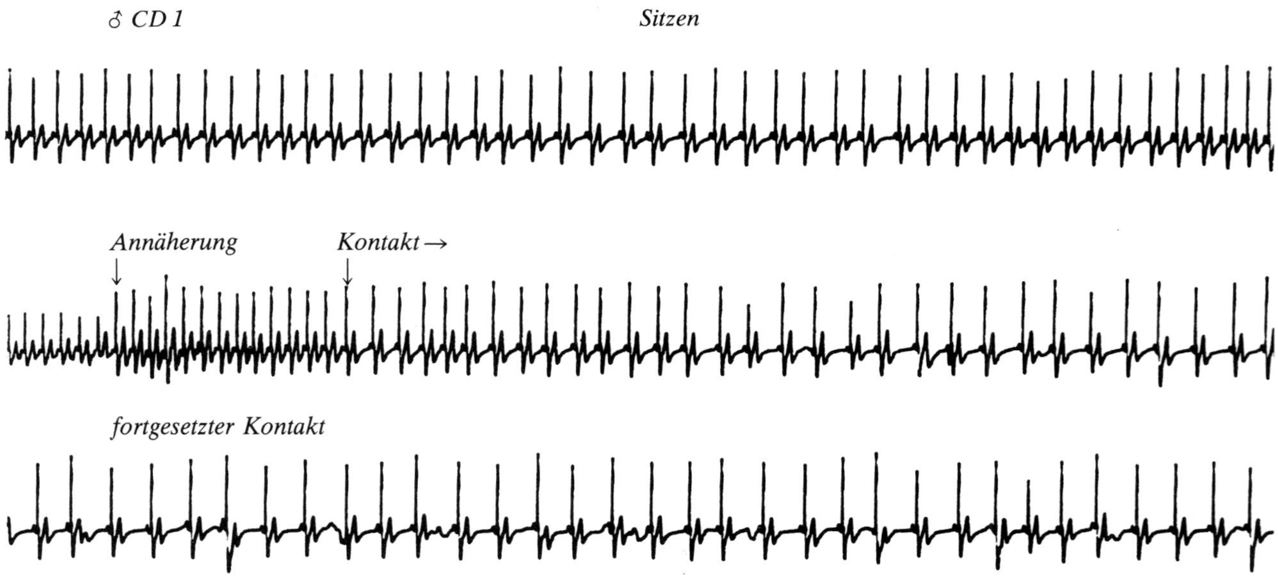

Die starke Wirkung der Berührung
Pulsschläge eines Hundes, aufgezeichnet mit einem Biotelemeter. Man sieht deutlich, daß Streicheln, Liebkosen, Kraulen usw. die Pulsfrequenz unter den entsprechenden Wert beim Sitzen absinken läßt.

erzeugen, die am Heilungsprozeß beteiligt sein können, sowie eine andere Gruppe vor kurzem entdeckter Substanzen, die Prostaglandine. Diese Substanzen sind neben Hormonen und anderen Wirkstoffen im Körper wie Adrenalin, Noradrenalin und die Kortikosteroide an den Reaktionen auf körperliche und seelische Belastungen und an der Streßadaptation beteiligt.

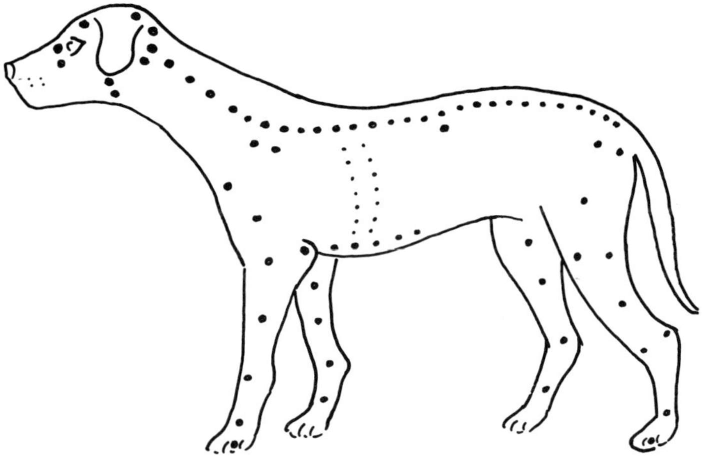

Lage der wichtigsten Akupressurpunkte beim Hund (bei der Katze ähnlich)
Viele Punkte befinden sich an Gelenken, in den Räumen zwischen den Rippen und den Wirbeln und bilden meist eine Linie.

Die menschliche Erfahrung bestätigt die Wirksamkeit dieser natürlichen Opiate. Der große Afrikaforscher Samuel Livingstone wurde einmal von einem Löwen angefallen. Als er wie durch ein Wunder gerettet wurde, berichtete er später, daß er nach dem ersten Angriff, bei dem er schwere Wunden davontrug, keinen Schmerz empfunden hatte! Da wir beim Menschen und beim Tier ähnliche Substanzen wie die natürlichen Opiate finden, müssen beim Tier wohl auch sehr ähnliche Heilmechanismen (oder «innere Ärzte») vorhanden sein.
Außerdem haben Forscher in jüngster Zeit auch entdeckt, daß die schmerzstillende Wirkung der Akupunktur ebenfalls zum Teil auf die Ausschüttung natürlicher körpereigener Opiate (Enkephaline und Endorphine) zurückgeht, die durch Reizung bestimmter Körperpunkte bewirkt wird. Die gleiche Euphorie, Schmerzfreiheit und Entspannung stellt sich auch nach einer guten Ganzkörpermassage ein, bei der immer auch einige der Akupressurpunkte entlang bestimmter Meridiane stimuliert werden.

Der Placeboeffekt

Die Anwesenheit des Heilers ist bereits ein Teil des Placebo- oder Heilungsprozesses. Wenn man einem Tier mit ruhiger Stimme gut zuredet, ist die Wirkung ähnlich wie beim Streicheln oder bei einer sanften rhythmischen Massage. Forschungen haben ergeben, daß die Wirkungen des Streichelns sehr umfassend sind; sie äußern sich vor allem in einem starken Rückgang der Pulsfrequenz und einem generellen Absinken der Muskelspannung. Die Änderung der Pulsfrequenz ist ein Zeichen dafür, daß das parasympathische Nervensystem angesprochen wird.

Es gibt ein unbewußtes, sogenanntes autonomes oder vegetatives Nervensystem, das die lebenswichtigen Funktionen des Körpers steuert. Es besteht aus zwei komplementären Teilen, dem parasympathischen System, das zum Beispiel den Puls absinken läßt, und dem sympathischen Nervensystem, das den Puls beschleunigt.

Das sympathische System steuert Angst-, Schreck- und Fluchtreaktionen, während das parasympathische System die Erholung von solchen Reaktionen bewirkt. Das ganze Regelsystem überwacht das Gleichgewicht der Körperfunktionen, die Homöostase.

Chronischer Streß kann bei Tieren wie bei Menschen psychosomatische Störungen hervorrufen und zu Magengeschwüren, Herzjagen, Bluthochdruck, eitrigen Dickdarmentzündungen und erhöhter Disposition für bestimmte Krankheiten einschließlich Krebs führen. Chronisch streßbelastete Deutsche Schäferhunde zum Beispiel neigen zu eitriger Dickdarmentzündung, und viele andere Hunde mit ähnlich nervösem Temperament weisen eine verminderte Widerstandsfähigkeit gegen Streß und Krankheiten auf. Was die Massage, ruhiges Zureden und die Überzeugtheit von der eigenen Therapie hier bewirken kann, ist die Einregulierung des Gleichgewichts durch Stimulierung des parasympathischen Nervensystems. Dieses System ist der «Dämpfer» oder die «Bremse» für das sympathische Nervensystem. Das alles ist allerdings nur eine stark vereinfachende Darstellung äußerst komplexer biochemischer und neurophysiologischer Vorgänge.

Der Heiler aktiviert durch positive Beeinflussung der Seele des Patienten sowie durch direkte Einwirkung auf dessen Körper (durch Arzneimittel, Massage usw.) den «inneren Arzt» und stellt das Gleichgewicht wieder her. Ein Tier, das mit dem Heiler gefühlsmäßig verbunden ist, profitiert daher von der Behandlung mehr, als wenn diese Bindung nicht bestünde oder wenn es von einem Fremden behandelt werden würde. Genau darin liegt die besondere Bedeutung der Massage für Tierhalter, wird doch ihre Wirksamkeit durch die enge Gefühlsbindung zwischen Tier und Halter verstärkt.

Mein Abessinierkater läßt sich von mir in jeder Weise behandeln. Wenn er krank ist, sucht er meine Aufmerksamkeit zu erregen und bettelt um eine Massage. Wenn ihn jedoch ein Fremder berühren würde, wäre ein Angriff nicht auszuschließen. Wie ein junger Tierarzt muß man erst den «Stallgeruch» angenommen haben, um das Vertrauen der Tiere zu gewinnen. Vielleicht lag hierin zum Teil die Macht des heiligen Franz von Assisi begründet.

Zusammenfassend möchte ich sagen, daß der Placeboeffekt oder das Ansprechen des «inneren Arztes» ein Produkt der geistig-seelischen Beziehung zwischen Heiler und Patient ist. Da Tiere eine starke Gefühlsbindung an ihre Besitzer entwickeln, kann man mit gutem Grund annehmen, daß günstige Wirkungen möglich sind. Wie sich immer wieder zeigt, ist die Wirkung besser, wenn der Patient an den Heiler glaubt. Je sicherer, erfahrener und feinfühliger Sie bei der Massage Ihres Tiers werden, desto größer wird die Wirkung sein, die Sie erzielen können.

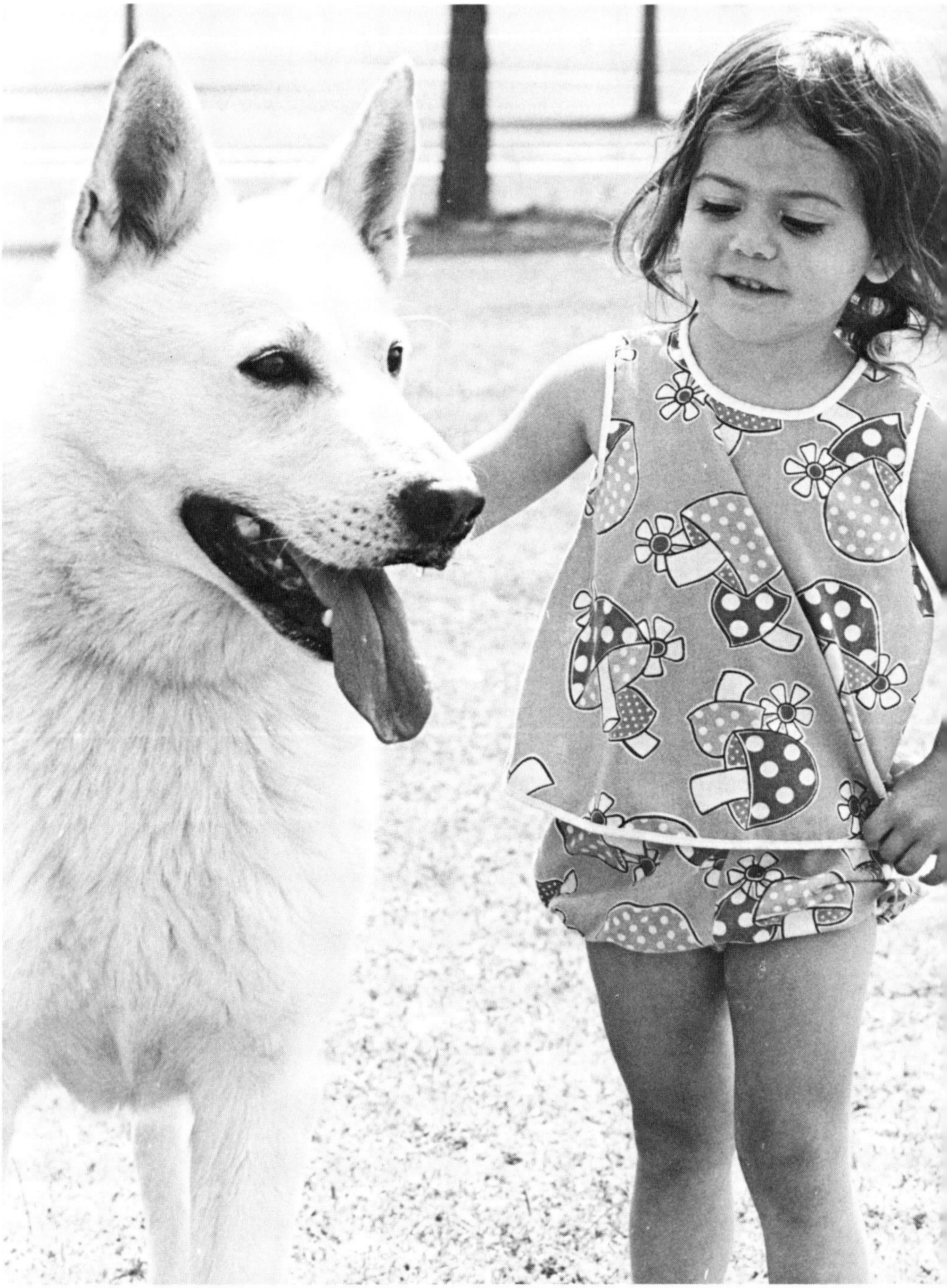

4 *Kurzer Abriß der Anatomie*

Sie werden die Fähigkeit zur Heilmassage und zur Fingerdiagnose besser und schneller erlernen, wenn Sie sich einige Grundkenntnisse über den Aufbau und die Funktionen des Körpers aneignen und die Lage der wichtigsten Knochen, Organe und Muskeln kennen. Die folgenden Anmerkungen, die ich in abgewandelter Form aus meiner eigenen Ausbildung als Massagetherapeut übernommen habe, werden sehr nützlich sein, weil sich die grundsätzliche Anatomie und Physiologie des Menschen nur wenig von der von Hund und Katze unterscheidet. Die Anatomie Ihres Tiers wird Ihnen dabei weniger kompliziert erscheinen, als wenn ich Material aus meiner Ausbildungszeit als Tierarzt verwenden würde, das unnötig ausführlich ist. Auf den Seiten 44, 45, 49 und 53 sind das Knochen- und das Muskelsystem sowie die Lage der inneren Organe dargestellt. Das Studium dieser Abbildungen ist für Sie sehr nützlich, wenn nicht sogar unerläßlich.

Ein wesentlicher Unterschied besteht natürlich zwischen der Anatomie des Menschen und derjenigen von Hund und Katze: letztere sind Vierbeiner, die sich auf allen vieren fortbewegen, weshalb ihre Glieder eine ganz andere Stellung aufweisen als unsere.

Beachten Sie zum Beispiel, daß das Schulterblatt (Scapula) bei Katze und Hund seitlich liegt, während bei uns die Schulterblätter nach hinten gedreht sind und quer über dem Rücken liegen. Wir haben ein Schlüsselbein, das bei Hund und Katze fehlt. Beachten Sie weiterhin, daß Hunde und Katzen buchstäblich «auf Zehenspitzen» gehen und daß ihre Vorder- und Hinterbeine wie Sprungfedern ausgebildet sind. Wir dagegen laufen auf unseren Fersen, wie wenn wir teilweise gelähmt wären.

Auffällig ist auch, daß bei diesen Tieren der Brustkorb seitlich zusammengedrückt ist, während bei uns die flache Seite des Thorax vorne und hinten liegt. Wir besitzen eine gutausgebildete Brustmuskulatur, während sich die Brustmuskeln bei Hund und Katze zwischen den Vorderbeinen befinden und viel geringer entwickelt sind. Wir haben außerdem kräftige Gesäßmuskeln, die bei Hund und Katze – teilweise wegen der horizontaleren Lage des Beckens – viel schwächer ausgebildet sind. Die weitaus kräftigsten Muskeln sind bei ihnen die Waden- und Oberschenkelmuskeln der Hinterbeine. Diese haben sich zum Sprungwerkzeug entwickelt; die Rückenmuskeln, die zusammen mit dem Rückgrat die elastische Schnellkraft einer Peitsche zur Verfügung stellen (bei der Katze stärker als beim Hund), sind für einen optimalen Bewegungsablauf, insbesondere beim Ergreifen der Beute, ausgebildet.

GRUNDZÜGE DER TIERANATOMIE

ANATOMIE

ist die Lehre vom Körperbau.

PHYSIOLOGIE

ist die Lehre von den normalen Funktionen der Körperorgane.
Die *Zelle* ist der kleinste Baustein des Körpers. Gruppen von Zellen bilden verschiedene Arten von Gewebe:

- Haut
- Muskeln
- Knorpel
- Bindegewebe
- Knochen
- Nerven
- Blut
- Drüsen

Stoffwechsel (Metabolismus) ist Gewebeveränderung. Es ist der ständige Aufbau und Abbau von Zellen im Körpergewebe bei der Aufnahme von Nahrung und der Ausscheidung von Abfallprodukten.
Chronisch bedeutet langdauernd. Bei manchen chronischen Krankheitsbildern ist der Stoffwechsel erheblich gestört, so daß es zur Ansammlung toxischer (giftiger) Abfallprodukte kommen kann.

DIE SINNE

Die *fünf Sinne* sind:

1. Sehen
2. Riechen
3. Schmecken
4. Hören
5. Fühlen

Die *fünf Sinnesorgane* sind:

1. Augen
2. Nase
3. Zunge
4. Ohren
5. Haut

DER KÖRPER

Die *neun Hauptsysteme* des Körpers sind (in der Reihenfolge der nachstehenden Ausführungen):

- Drüsen (Sekretion)
- Ausscheidungsorgane
- Skelett (Knochengerüst)
- Verdauungstrakt
- Nervensystem
- Kreislaufapparat
- Atemapparat
- Muskulatur
- Geschlechtsapparat

Der ***Rumpf*** ist wie folgt gegliedert:

- Brustkorb (Thorax)
- Unterleib (Abdomen)
- Becken (Pelvis)

  Der Brustkorb umfaßt *Lunge (Pulmo, Mehrzahl: Pulmones), große Körperschlagader (Aorta), Herz (Cor), Speiseröhre (Ösophagus).*

  Brust- und Bauchraum werden durch das *Zwerchfell (Diaphragma)* getrennt.

  Der Unterleib umfaßt *Magen (Stomachus, Ventriculus), Leber (Hepar), Milz (Lien, Splen), Nieren (Renes), Dünndarm (Intestinum tenue), Dickdarm (Intestinum crassum).*

  Das Becken umfaßt *Blase (Vesica urinaria), Mastdarm (Intestinum rectum)* und *Geschlechtsorgane (Genitalien).*

Haut und Fell dienen

- als Schutzorgane gegen äußere Einflüsse
- als Sinnesorgane (Tastsinn)
- zur Absonderung von Schlackenstoffen (über die Schweißdrüsen hauptsächlich an den Füßen)
- zur Regelung des Wärmehaushalts (erfolgt bei Hunden und Katzen hauptsächlich durch Hecheln)

Es gibt zwei Hautschichten:

1. Epidermis (Oberhaut)
2. Corium (Lederhaut) mit Schweiß- und anderen Drüsen, Haarwurzeln, Kapillargefäßen und vielen Nervenenden

Drüsen (Sekretion)

Drüsen werden unterteilt in exokrine und endokrine Drüsen.

Größte exokrine Drüsen (mit Ausführgang)	Größte endokrine Drüsen (ohne Ausführgang)
Leber (Hepar)	Milz (Lien, Splen)
Bauchspeicheldrüse (Pankreas)	Schilddrüse (Thyreoidea)
Nieren (Renes)	Nebennierendrüsen (Glandulae suprarenales)

Leber: Sondert Galle ab, die für die Verdauung wichtig ist; wandelt Zucker in Glykogen um (für die Zellen), Harnsäure in Harnstoff; hält Gifte vom Blutstrom fern.
Bauchspeicheldrüse: Erzeugt für die Verdauung Pankreassaft; liefert Insulin.
Nieren: Sondern Urin ab, d. h. Abfallstoffe aus dem Blut (die Blase dient nur zur Speicherung des Urins).
Milz: Bildet weiße Blutkörperchen und wehrt Infektionen ab.
Schilddrüse: Regelt das Wachstum von Fettgewebe, beeinflußt den Stoffwechsel.
Nebennierendrüsen: Sind an der Regelung des Blutdrucks beteiligt, erzeugen entzündungshemmende Kortikosteroide.

Ausscheidungsorgane

Die Ausscheidungsorgane dienen zur Entfernung von Schlackenstoffen aus dem Körper. Zu ihnen zählen:

- Haut: Ausscheidung von Schlacken durch Schwitzen (Transpiration).
- Lungen: Scheiden Kohlendioxid ab.
- Nieren: Sondern Urin ab, Abfallflüssigkeit aus dem Blut.
- Gedärme: Transportieren unverdaute Nahrungsrückstände ab.

Skelett (Kochengerüst)

Das Skelett oder Knochengerüst stützt den Körper, schützt lebenswichtige Organe, ermöglicht die Fortbewegung und bietet Befestigungspunkte für die Muskeln.
Die ***Knochen*** bestehen aus Mineralsalzen, hauptsächlich Kalzium. Es gibt vier Knochenformen:

- lange (Oberarmbein, Oberschenkelbein, Mittelhand- und Mittelfußknochen)

- kurze (Handwurzel- und Fußwurzelknochen, Knie)
- platte (Schulterblatt, Rippen, Knochen der Schädelwölbung)
- unregelmäßige (Rückenwirbel, Kreuzbein, Schwanz- und einige Schädelknochen)

Der Schädel wird lateinisch als *Cranium* bezeichnet, der Unterkiefer als *Mandibula,* die Wirbelsäule als *Columna vertebralis,* die Wirbel als *Vertebrae,* der Brustkorb als *Thorax* und das Brustbein als *Sternum.*

Die ***Hauptknochen*** liegen an folgenden Stellen:

- Schulter: Schulterblatt (Scapula).
- Das Vorderbein umfaßt Oberschenkelknochen oder Oberarmbein (Humerus), Elle (Ulna) und Speiche (Radius).
- In den Vorderpfoten liegen die Zehenknochen (Phalanges), die langen Knochen der Mittelhand (Metacarpus) und die Knochen der Handwurzel (Carpus).
- Die Wirbelsäulenknochen gliedern sich in Hals- oder Nackenwirbel (Vertebrae cervicales), Brust- oder Rückenwirbel (Vertebrae thoracicae), Lenden- oder Bauchwirbel (Vertebrae lumbales) sowie in das Kreuzbein (Sacrum) und das Steißbein (Coccyx) bzw. die Schwanzwirbel.
- Das Darmbein ist ein Teil des Hüftbeins bzw. Beckens (Pelvis).
- Das Hinterbein umfaßt Oberschenkelbein (Femur), Schienbein (Tibia) und Wadenbein (Fibula) sowie die Kniescheibe (Patella). In den Hinterpfoten liegen die Zehenknochen (Phalanges), die langen Knochen des Mittelfußes (Metatarsus) und die Knochen der Hinterfußwurzel bzw. das Sprunggelenks (Tarsus).

Verdauungstrakt

Der Verdauungstrakt reicht von der Mundhöhle bis zum After und umfaßt folgende Abschnitte:

- Mundhöhle (Cavum oris)
- Schlund (Pharynx)
- Speiseröhre (Ösophagus), neben Luftröhre (Trachea)
- Magen (Stomachus, Ventriculus)
- Magenpförtner (Pylorus)
- Dünndarm (Intestinum tenue), bestehend aus Zwölffingerdarm (Duodenum), Leerdarm (Jejunum) und Krummdarm (Ileum)
- Ileozökalklappe (zwischen Ileum und Blinddarm)
- Blinddarm (Intestinum caecum)
- Dickdarm (Intestinum crassum)

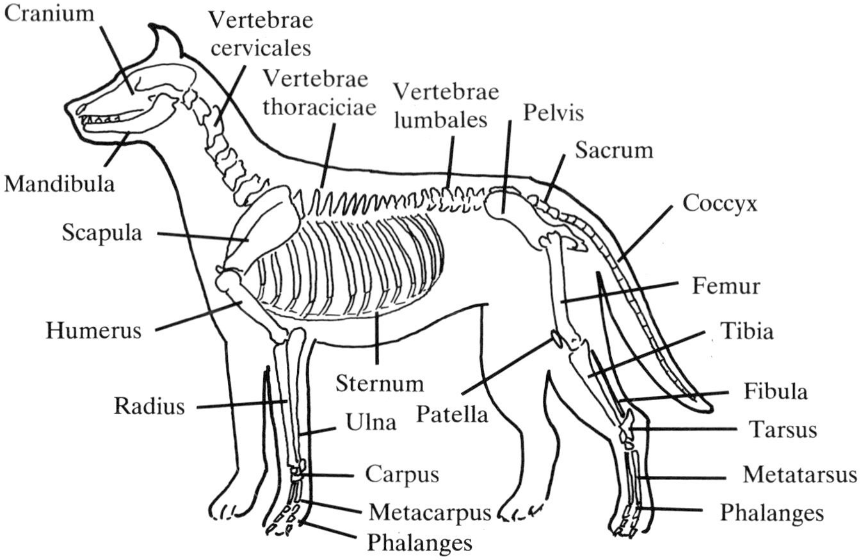

Das Knochengerüst des Hundes

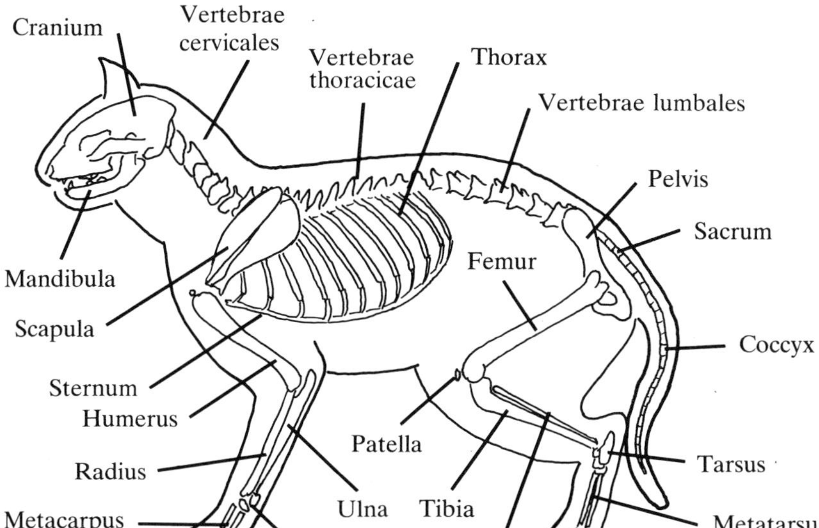

Das Knochengerüst der Katze

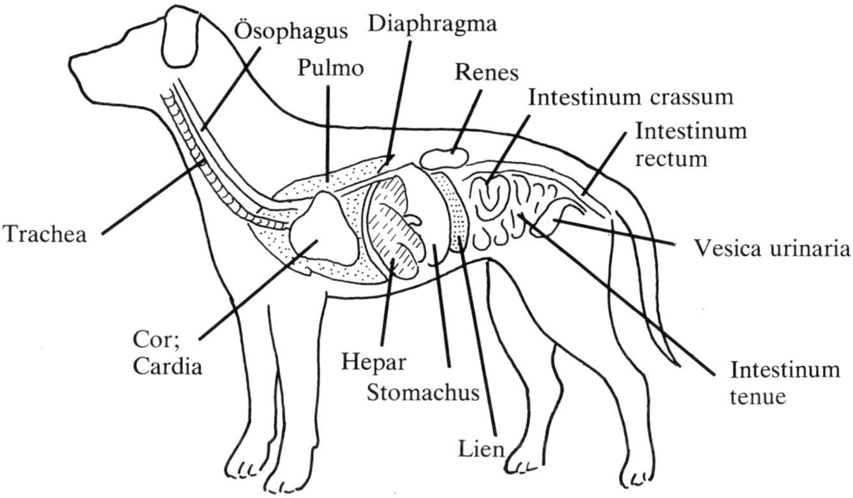

Lage der inneren Organe beim Hund

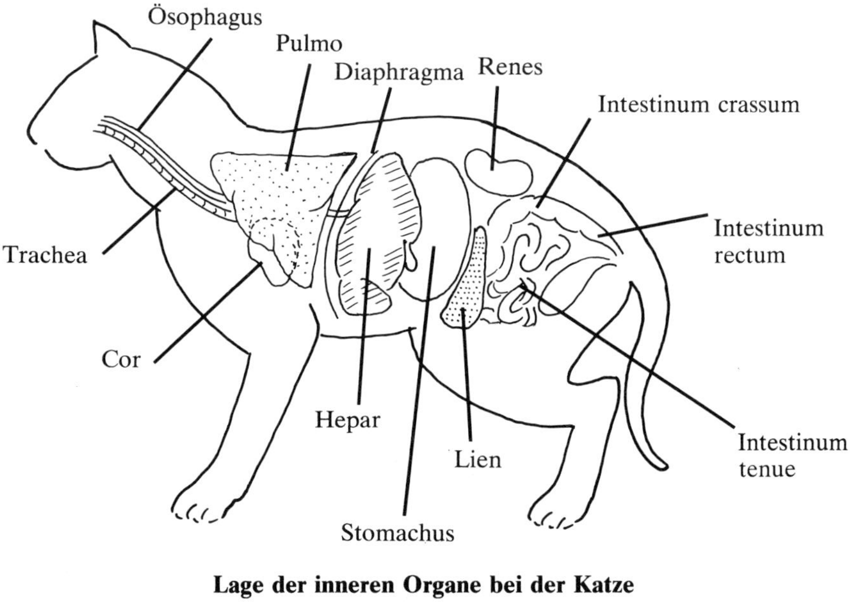

Lage der inneren Organe bei der Katze

- Mastdarm (Intestinum rectum)
- After (Anus)

Die Verdauung findet hauptsächlich im Magen und im Dünndarm statt.
Eine wellenförmige Beweggung im Dickdarm, die Peristaltik, treibt den Inhalt des Dickdarms zum Analkanal. Man kann diesen Vorgang manchmal beobachten, vor allem bei nervösen oder kranken Tieren.

Nervensystem

Das Nervensystem koordiniert die Arbeitsweise aller Teile des Körpers. Es ist das Kommunikationssystem zwischen dem Gehirn und allen anderen Teilen. Das Nervensystem reguliert alle willkürlichen und unwillkürlichen Bewegungen des Körpers. Es steuert die Verdauung, die Ausscheidung und die Drüsenfunktionen. Er regelt die Sinnestätigkeit, die Willenskraft und die Atmung.
Es werden zwei Systeme unterschieden:
- das ***zerebrospinale oder zentrale Nervensystem***
- das ***autonome oder vegetative Nervensystem.***

Das *zerebrospinale oder zentrale Nervensystem* umfaßt das Gehirn, das Rückenmark und die Nervenleitungen. Es steuert die willentlich beeinflußbaren Muskeln und die Empfindungen. Motorische Nerven leiten motorische Impulse zu den Muskeln, wenn man diese bewegen will; dies kann auch die Folge einer Sinnesreaktion sein, wenn man zum Beispiel etwas Heißes berührt. Das Gehirn besteht aus drei Abschnitten:
1. Großhirn (Cerebrum) – der größte Abschnitt mit den Zentren der Intelligenz, des Willens, des Gedächtnisses und der Sinne.
2. Kleinhirn (Cerebellum) – der hintere untere Abschnitt. Es ermöglicht u. a. die Orientierung im Raum.
3. Verlängertes Mark (Medulla oblongata) – im unteren Teil des Schädels. Enthält die Zentren vegetativer Funktionen, wie das Atemzentrum, die Kerne für die Schweißabsonderung, Erbrechen usw.

Die Wirbelsäule (Columna vertebralis) entspricht im Bau einem Telephonkabel; die einzelnen Nerven sind gegeneinander isoliert. Diese Nerven verlaufen vom Hirn nach unten durch die Wirbelsäule, verzweigen sich bei jedem Wirbel und bedienen alle Teile des Körpers.
Das *autonome oder vegetative Nervensystem* verläuft im ganzen Körper parallel zu den Nerven des zerebrospinalen Systems. Es regelt Atmung, Blutkreislauf, Verdauung, Ausscheidung, die Drüsentätigkeit und die Tätigkeit bestimmter lebenswichtiger Organe. Es arbeitet autonom und ist so empfindlich, daß Ursachen wie Furcht, Freude, Schock, Streß und Ekel körperliche Wirkungen hervorrufen.

Die beiden Nervensysteme sind eng miteinander verflochten.

«Brachialis» bedeutet «zum Arm bzw. Vorderbein gehörend» (Brachium, Mehrzahl Brachia = Arm, insbesondere Oberarm):

- Die Oberarmschlagader (Arteria brachialis) ist die größte Arterie im Bein.
- Die Oberarmvene (Vena brachialis) ist die größte Vene im Bein.
- Das Armgeflecht (Plexus brachialis) ist das größte Nervengeflecht im Bein.

Der größte Nerv des Körpers ist der *Ischiasnerv,* der vom Kreuzbeingeflecht ausgehend unter den Gesäßmuskeln hindurch im Innern des Hinterbeins zum Knie verläuft, wo er sich in zwei Äste gabelt, die weiter zum Fuß verlaufen.
Afferente Nervenfasern sind diejenigen, die Impulse zum Zentrum, d.h. zum Hirn leiten. Sie werden auch empfindungsleitende oder *sensorische Nerven* genannt.
Efferente Nervenfasern sind diejenigen, die Impulse vom Zentrum zu den Organen leiten. Sie werden auch bewegungsauslösende oder *motorische Nerven* genannt.
Verletzungen von Nerven führen zu Empfindungslosigkeit oder Lähmung mit gleichzeitig verringerter Blutversorgung im Ausbreitungsgebiet der Nerven. Wenn zum Beispiel der Radialnerv im Vorderbein verletzt wird, hängen die Handwurzel und Pfote schlaff herunter und sind empfindungslos.
Reflexe sind Antworten auf einen Reiz, die normalerweise unbewußt ablaufen. Wenn man beispielsweise auf das Kniescheibenband klopft, erhält man eine Kontraktion des vierköpfigen Oberschenkelmuskels, die eine Streckung des Hinterbeins bewirkt.

Man unterscheidet folgende *Gelenkbewegungen:*

- Flexion (Beugen)
- Extension (Strecken)
- Abduktion (Bewegung von der Mittellinie des Körpers nach außen)
- Adduktion (Bewegung zur Mittellinie des Körpers hin)
- Zirkumduktion (kreisförmige Bewegung)
- Rotation (Drehbewegung)

Der Kreislaufapparat

Der Kreislaufapparat sorgt für einen kontinuierlichen Blutstrom durch den Körper. Dies geschieht mit Hilfe des Herzens und der Blutgefäße. Ihre Aufgabe ist es, die Körperzellen mit Nährstoffen zu versorgen und die Schlacken abzuführen.

Das Kreislaufsystem umfaßt das Herz, die Arterien, die Venen, die Haargefäße (Kapillaren) und die Lymphgefäße.
Das Herz ist ein Hohlmuskel, der sich zwischen den Lungen in einer besonderen Höhle des Brustraums, im Herzbeutel (Perikardialhöhle) befindet. Das Innere des Herzens ist durch Muskelwände in vier Höhlen mit vier Klappen geteilt. Die oberen, dünnwandigen Höhlen sind der rechte und der linke Vorhof; die unteren, dickwandigen Höhlen sind die rechte und die linke Herzkammer. Die Klappen stellen sicher, daß das Blut durch die acht großen Blutgefäße, die vom Herzen ausgehen, nur in einer Richtung aus- bzw. einströmen kann. Zwischen der rechten und der linken Seite des Herzens besteht keine Verbindung. Bei einem normalen erwachsenen Hund beträgt die Pulsfrequenz 80–140 Schläge pro Minute, bei der Katze 110–180 Schläge.
Das zum Herzen zurückkehrende venöse Blut gelangt über die beiden größten Körpervenen in den rechten Vorhof. Diese beiden Venen sind die obere und die untere Hohlvene. Wenn der rechte Vorhof mit venösem Blut gefüllt ist, öffnet sich die dreizipflige Trikuspidalklappe zur direkt unter ihr befindlichen rechten Herzkammer. Von dort wird das Blut über die Lungenarterie zu den Lungen transportiert. In der Lunge gibt das Blut den verbrauchten Sauerstoff in Form von Kohlendioxid ab, während die roten Blutkörperchen frischen Sauerstoff aus der Luft aufnehmen.
Nach der Reinigung in den Lungen gelangt das Blut über die Lungenvenen in den linken Vorhof. Wenn der linke Vorhof mit arteriellem Blut gefüllt ist, öffnet sich die zweizipflige Mitralklappe zur direkt unter ihr befindlichen linken Herzkammer. Von dort aus wird das arterielle Blut in die absteigende Körperhauptschlagader (Aorta) und durch deren zahlreiche Abzweigungen zur Versorgung des Gewebes in die Kapillaren getrieben; über die Venen wird es zum Herzen zurückgeführt. Ein voller Umlauf dauert weniger als eine Minute.
Für die Benennung der Blutgefäße als Arterien oder Venen gilt folgendes: Arterien sind diejenigen Blutgefäße (Adern), die sauerstoffreiches Blut vom Herzen in alle Bereiche des Körpers befördern. Dieses Blut wird auch arterielles Blut genannt. Venen sind diejenigen Adern, die sauerstoffarmes Blut zum Herzen zurücktransportieren. Dieses Blut nennt man auch venöses Blut. Es sind jedoch zwei Ausnahmen zu beachten: Venöses Blut, das vom Herzen zu den Lungen gepumpt wird, fließt durch die Lungenarterien. Umgekehrt fließt arterielles Blut von den Lungen zum Herzen durch die Lungenvenen.
Kapillaren sind die dünnwandigen Haargefäße, die im ganzen Körper Arterien und Venen miteinander verbinden.
Das Pfortadersystem ist ein Kapillargebiet im Bereich der Leber.

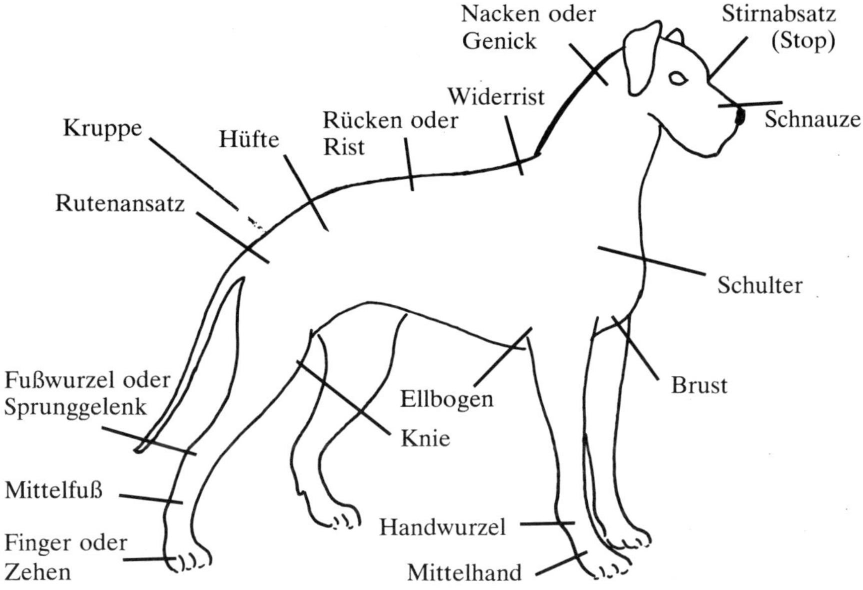

Körperregionen des Hundes

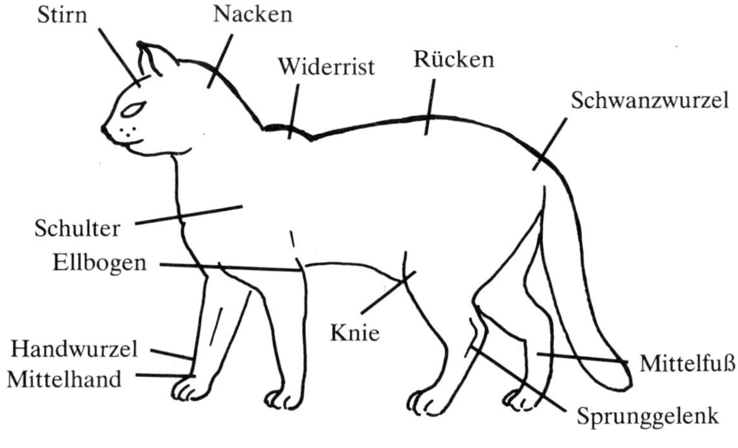

Körperregionen der Katze

Blut enthält:

- Blutflüssigkeit (Plasma)
- Rote Blutkörperchen, die den Sauerstoff transportieren.
- Weiße Blutkörperchen, die der Bekämpfung von Infektionen dienen und die Gewebe mit Nährstoffen versorgen.

Bei der Bildung des Bluts sind das Knochenmark, die Leber und die Milz beteiligt. Die Wände der Blutgefäße sind durchlässig, so daß die Nährstoffe in das Gewebe übertreten können.
Die *Lymphe* entspricht in ihrer Zusammensetzung ungefähr dem Blut, enthält jedoch keine roten Blutkörperchen und ist dünnflüssiger. Die Lymphgefäße bilden ein unabhängiges System von Gefäßen, die in die Venen münden. Die Lymphe unterstützt die Ernährung der Zellen in allen Geweben. Die weißen Blutkörperchen in der Lymphe dienen der Bekämpfung und Abwehr von Infektionen. Die Lymphkapillaren vereinigen sich zu Lymphgefäßen, diese wiederum zu Lymphstämmen. Die größten Lymphstämme des Körpers sind
- der Milchbrustgang (Ductus thoracicus)
- der rechte Lymphstamm (Truncus lymphaticus dexter)

Mehrere Lymphgefäße münden jeweils in einen Lymphknoten. Diese helfen ebenfalls die Ausbreitung von Infektionen zu verhindern, indem sie krankhafte Materialien und Abbauprodukte ausfiltrieren. Weiße Blutkörperchen werden in der Milz erzeugt und vermehren sich in den Lymphgefäßen durch Teilung.

Der Atemapparat

Zum Atemapparat gehören:

- Nase (Nasus)
- Mund (Os)
- Rachen (Pharynx)
- Luftröhre (Trachea)
- Bronchien (Bronchia)
- Lungen (Pulmones)

Der *Kehlkopf (Larynx)* ist das Stimmorgan.
Die *Lungen* sind elastische, mit Hohlräumen gefüllte Organe. In den Lungen nimmt das Blut Sauerstoff auf und gibt Kohlendioxid ab.
Das *Zwerchfell* ist ein ausgedehnter flacher Muskel, der die Trennwand zwischen Brustkorb und Bauchraum bildet. Es ist an der Einatmung, Ausatmung und Stuhlentleerung beteiligt.

Die Muskulatur

Muskeln sind langgestrecktes, dehnbares, faseriges Gewebe. Alle Teile des Körpers werden durch Muskeln bewegt. Im Körper gibt es etwa 6000 Muskeln. Man unterscheidet willkürliche und unwillkürliche Muskeln.

- Willkürliche Muskeln sind willentlich beeinflußbar.
- Unwillkürliche Muskeln sind nicht willentlich beeinflußbar, z. B. Herz und Dickdarm.

Sehnen sind die Endfasern von Muskeln, die die Verbindung zwischen Muskel und Knochen herstellen.
Bänder sind straffes, fasriges Bindegewebe, das Knochen miteinander verbindet.
Knorpel liegen als dünnes, flaches und biegsames Stützgewebe zwischen den Wirbeln und in den Gelenken und dienen zur Abpolsterung der Knochen gegeneinander.
Die *Gelenkschmiere* dient zur Schmierung der Gelenke.
Der *Muskeltonus* ist der Spannungszustand der Muskeln.
Ermüdung ist die Folge einer Ansammlung von Schlackenstoffen aufgrund mangelnder Nährstoffzufuhr oder schlechter Ausscheidung.
Die *Ursprungssehne* ist die rumpfnähere Sehne, die *Ansatzsehne* die rumpffernere des Muskels, mit der dieser am Knochen befestigt ist.

Nach der Funktion der Muskeln unterscheidet man:

Beuger (Flexor)
Strecker (Extensor)
Dreher (Rotator)

Außerdem unterscheidet man Adduktoren und Abduktoren.
Name und Lage der wichtigsten Skelettmuskeln ist in den Diagrammen auf Seite 53 und 59 angegeben. Weitere Ausführungen hierzu finden sich in den Kapiteln 7 und 8.

Die *wichtigsten Muskeln* (siehe auch Register) sind:

- Kopfnicker (Musculus sternocephalicus und M. brachiocephalicus) – vom Brustbein bis zum Warzenfortsatz des Schläfenbeins.
  Funktion: Dreht den Kopf zur Schulter und zur Brust.
- Trapezmuskel (M. trapezius) – vom Hinterhauptsbein entlang der Wirbelsäule, ferner vom 12. Rückenwirbel bis zum Schulterblatt.
  Funktion: Hebt die Schultern (beim Menschen).
- Rückenmuskeln: Breiter Rückenmuskel (M. latissimus dorsi) – von den letzten sechs Rückenwirbeln die Wirbelsäule entlang zum Oberarmbein.
  Funktion: Biegt das Vorderbein nach hinten oder unten und zieht bei nach vorne gestrecktem Glied den Oberkörper nach vorne.

Langer Rückenmuskel (M. longissimus dorsi) – in der Kreuzgegend.
Funktion: Streckt und beugt die Wirbelsäule.

- Innere Vorderbeinmuskeln (Musculi pectorales) – vom Brustbein und den oberen Rippen zum Oberarmbein.
  Funktion: Bewegt das Vorderbein über die Brust.
- Zwischenrippenmuskeln (Musculi intercostales) – zwei Muskeln in jedem Zwischenraum; verbinden die Rippen miteinander.
  Funktion: Zusammen mit den Rippen Schutz des Brustraums und Unterstützung der Atmung.
- Zwischen Brustkorb und Unterleib: Zwerchfell (Diaphragma).
  Funktion: Unterstützung der Atemtätigkeit.
- Dreieckiger Schultermuskel (M. deltoideus) – von Vorderbein und Schulterblatt zum Oberarmbein.
  Funktion: Vorwärtsbewegung und Drehung des Vorderbeins.
- Vorderbeinmuskeln: Zweiköpfiger Oberarmmuskel (M. biceps brachii) – vom Schulterblatt zur Speiche.
  Funktion: Biegt das Ellbogengelenk ab und beugt die Pfote rückwärts.
  Dreiköpfiger Oberarmmuskel (M. triceps brachii) – von Schulterblatt und Oberarmbein zur Elle.
  Funktion: Streckt das Vorderbein.
- Unterarmmuskeln – vom Oberarmbein zur Handwurzel und zu den Fingerknochen.
  Pronatoren: Drehen die Pfote nach außen.
  Supinatoren: Drehen die Pfote nach innen.
  Flexoren: Beugen Handgelenk und Finger.
  Extensoren: Strecken Handgelenk und Finger.
- Gesäßmuskeln (Musculi glutaei) – drei Muskeln vom Darmbein, Kreuzbein und Steißbein zum Oberschenkelbein.
  Funktion: Bewegung des Oberschenkels.
- Hinterbeinmuskeln: Vierköpfiger Schenkelmuskel (M. quadriceps femoris) – von Darmbein und Oberschenkelbein zur Kniescheibe.
  Funktion: Streckt den Unterschenkel im Kniegelenk.
  Zweiköpfiger Schenkelmuskel (Biceps femoris) – von Hüftknochen und Oberschenkelbein zum Schienbein und zur Kniescheibe.
  Funktion: Streckt die Hüfte und beugt das Knie.
- Wadenmuskel (M. gastrocnemius) – vom Oberschenkelbein zum Fersenbein.
  Funktion: Streckt den Fuß und beugt das Bein. Seine Sehne, die Achillessehne, greift am Fersenbein an.
- Die wichtigsten Kopfmuskeln sind der Kaumuskel (M. masseter) und der Schläfenmuskel (M. temporalis).

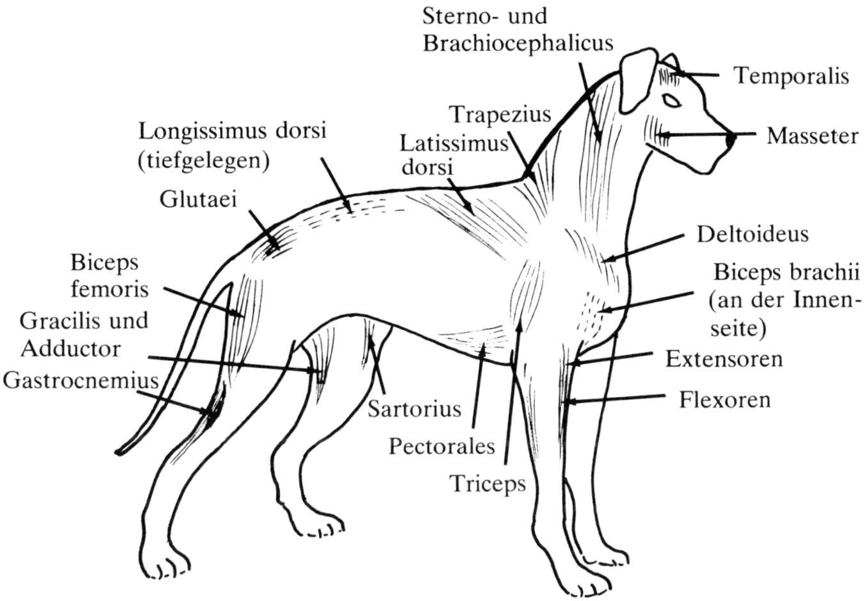

Lage der wichtigsten Muskeln beim Hund

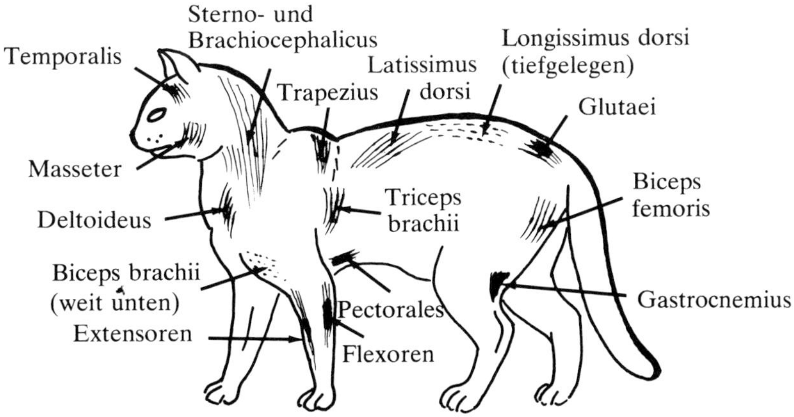

Lage der wichtigsten Muskeln bei der Katze

Zusammenfassung

Das *Skelett* ist das Knochengerüst des Körpers. Es dient vor allem als Stütze für die Körperorgane.

Der *Muskelapparat* besteht aus willkürlichen und unwillkürlichen Muskeln. Ihre Hauptaufgabe ist die Kontraktion und das Ermöglichen von Bewegung.

Der *Verdauungsapparat* besteht aus dem Verdauungstrakt und den akzessorischen Drüsen, deren Aufgabe in der Aufnahme, Verdauung und Absorption von Nahrung zur Ernährung aller Teile des Körpers besteht.

Der *Kreislaufapparat* umfaßt Herz, Blutgefäße und Blut, Lymphgefäße und Lymphe. Seine Hauptaufgabe ist die Verteilung von Körperflüssigkeiten an alle Zellen, der Nährstofftransport zu den Zellen und der Abtransport von Schlackenstoffen.

Das *Nervensystem* besteht aus dem zentralen oder zerebrospinalen Nervensystem, das die willkürlichen Muskeln und die Empfindungstätigkeit steuert, und dem autonomen oder vegetativen Nervensystem, das die unwillkürlichen Muskeln betätigt. Aufgabe dieser beiden Systeme ist die Steuerung und Koordination der Funktionen aller Körpersysteme.

Der *Atemapparat* umfaßt Nase, Kehlkopf, Luftröhre, Bronchien und Lungen. Seine Aufgabe ist die Sauerstoffversorgung des Blutes und der Abtransport des verbrauchten Sauerstoffs in Form von Kohlendioxid.

Der *Ausscheidungsapparat* umfaßt Eingeweide, Nieren, Haut und Lungen. Seine Aufgabe ist die Ausscheidung aller Schlackenstoffe aus dem Körper.

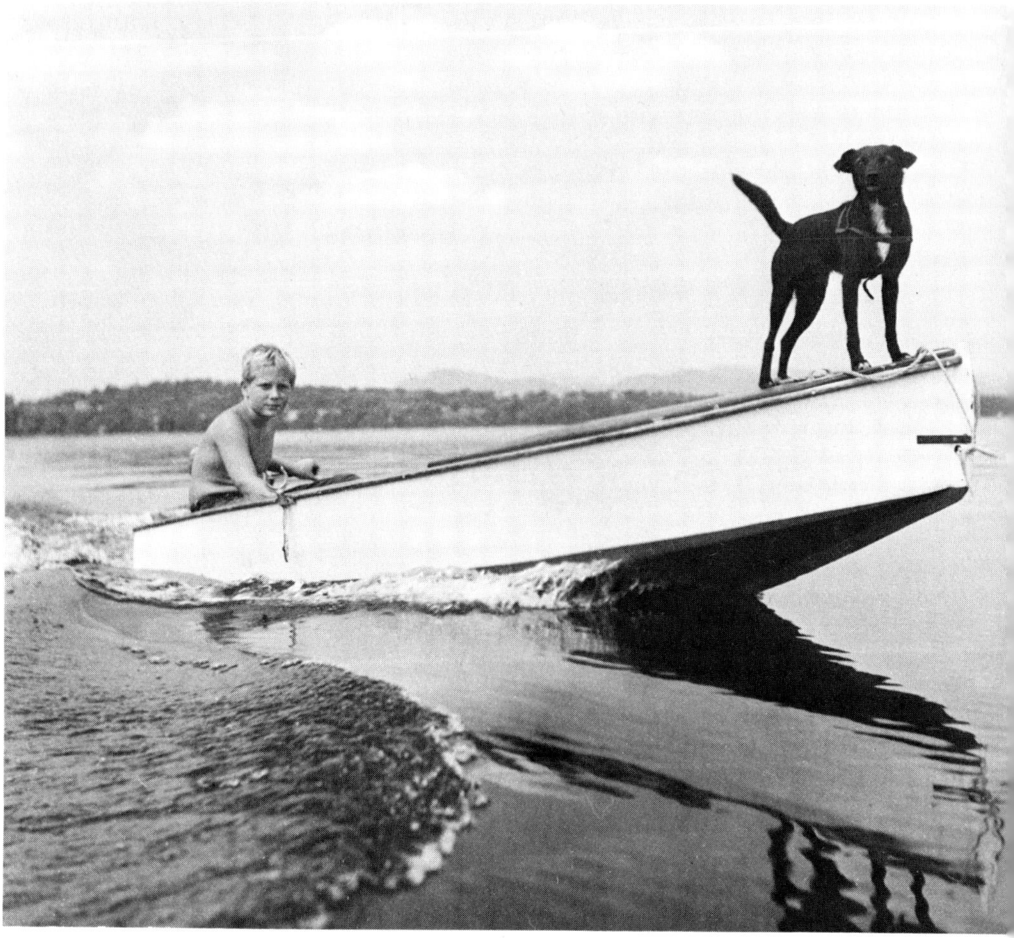

5 *Die Körpersprache Ihres Haustiers*

Es ist wichtig, daß Sie über die Feinheiten der Körperoberfläche Ihres Haustiers gut Bescheid wissen, denn beim Streicheln oder bei der Massage kann Ihre Berührung an bestimmten Stellen überraschende Reaktionen auslösen. Wenn sich das Tier zu entspannen beginnt, stellt sich nicht selten eine sexuelle Erregung ein. Beim Rüden kann es zu einer Erektion kommen. Dieser Zustand geht jedoch rasch vorüber, wenn die Massagefolge fortgesetzt wird. Sogar beim Massierenden kann eine flüchtige sexuelle Erregung eintreten. Auch dies ist ganz natürlich, da ja die sexuelle oder libidinöse Energie nur eine andere Manifestation der Lebensenergie ist, die bei der Massage übertragen wird.

Am Anfang kann es sein, daß Ihr Tier bestimmte Massageprozeduren nicht mag. Lassen Sie sich dadurch nicht entmutigen; haben Sie Geduld und machen Sie weiter. Wie ich schon gesagt habe, dauert es bei manchen Menschen Wochen, bis sie sich an manchen Stellen berühren lassen, weil sie kitzlig oder gehemmt sind oder weil sie in manchen Körpergegenden einfach zu empfindlich sind, als daß sie stärkeren Druck oder Kneten ertragen könnten.

Ich konzentriere mich immer auf den Rhythmus meines Atems und des Atems meines Patienten. Eine Veränderung in der Tiefe oder der Frequenz des Atems kann bedeuten, daß der Patient Schmerz empfindet, daß das Tier ängstlich und angespannt oder aber entspannt und vielleicht schon halb eingeschlafen ist. Außerdem konzentriere ich mich so intensiv wie möglich auf das Bild der Energie, die von mir über meine Hände in den Patienten strömt.

Manchmal kann ein Tier oder ein Mensch diese Energie urplötzlich spüren und davon richtiggehend durchzuckt werden. Plötzliche Anspannung kann auch bedeuten, daß Sie zu kräftig drücken oder daß das, was Sie eben tun, den Patienten ängstigt oder ihm unangenehm ist. Es kann aber auch sein, daß Sie auf eine wichtige empfindliche Stelle gestoßen sind, die diagnostisch bedeutsam ist (siehe Kapitel 7) oder die deshalb besondere Beachtung verdient, weil eine lokale Verletzung vorliegt oder weil sie auf Schmerzen in einer anderen Körperregion hinweist. (Schmerzen im Kreuz können beim Hund eine Erkrankung der Nieren anzeigen.)

Sie müssen sich also nicht nur auf Ihren eigenen Atem und den Ihres Tiers und auf das Bild der von Ihren Händen ausströmenden heilenden Energie konzentrieren; Sie müssen auch Ihre Aufmerksamkeit und Ihre Sinne für alle Reaktionen offenhalten, die Sie am Tier wahrnehmen können.
Ihr Tier läßt es Sie sicherlich wissen, wenn Sie zu stark drücken oder kneten, und Sie können sich entsprechend darauf einstellen, nachdem Sie sich – ganz wie beim Menschen – entschuldigt und ein paar beruhigende Worte gesagt haben. Wie die Menschen mögen auch manche Tiere tieferen, stärkeren oder umgekehrt sanfteren Druck als andere. Sie können ein Tier am besten an die Behandlung gewöhnen, wenn Sie langsam und vorsichtig beginnen und es dem Tier möglichst leicht machen, sich völlig zu entspannen. Dann massieren Sie allmählich immer kräftiger, bis Sie tief in die Muskelschichten und das Bindegewebe greifen können, ohne daß das Tier sich verkrampft oder aufspringt und wegzulaufen versucht.
Ich persönlich finde eine oberflächliche Massage sehr unbefriedigend. Ich halte es für Zeitverschwendung, wenn der Masseur nur kurz die oberflächlichen Muskelschichten bearbeitet und die tiefere Muskulatur vernachlässigt. Daher sollten Sie unbedingt die Lage der wichtigsten Muskelgruppen kennen, die Sie massieren werden (siehe gegenüberliegende Seite). Am besten wäre es, wenn Sie anhand der Muskelskizze an Ihrem Tier die Lage der einzelnen Muskeln ertasten und erkunden würden. Wichtig ist auch die Kenntnis des Knochenbaus. Sie sollten wissen, wie sich die Glieder bewegen und die Gelenke beugen, strecken und drehen, denn bei einigen Massageverfahren werden auch die Extremitäten des Tiers bewegt, und diese bewegen sich anders als beim Menschen.
Es gibt auch eine Anzahl von Schlüsselpunkten auf der Körperoberfläche des Tiers, die diagnostische und therapeutische Bedeutung haben und die Sie ebenfalls kennenlernen sollten. Diese Punkte sind beim Tier nicht so leicht zu entdecken, weil das Fell wie eine Isolierung wirkt, aber wenn es nicht zu dicht ist, sollten Sie sie bei Ihrem Tier feststellen können. Die Körpertemperatur von Hunden und Katzen liegt ein bis zwei Grad Celsius höher als beim Menschen, was die Diagnose erleichtert. Kalte Hautbereiche können zum Beispiel bedeuten, daß das Tier unter Schockeinwirkung steht, daß es lokal Schmerzen empfindet oder eine Stoffwechselstörung hat, wie sie etwa bei Schilddrüsenunterfunktion auftritt. Bereiche mit erhöhter Temperatur dagegen können auf eine örtliche Entzündung, zum Beispiel aufgrund einer Bißwunde, hinweisen.
Leider kann man Dinge wie Fleckenbildung, Blässe oder Rötung der Haut bei der Massage eines Pelztiers nicht beobachten; beim Menschen liefern sie wichtige diagnostische Fingerzeige. Ich habe beispielsweise erlebt, wie das Gesicht eines Patienten nach einer Tiefmassage im Bereich

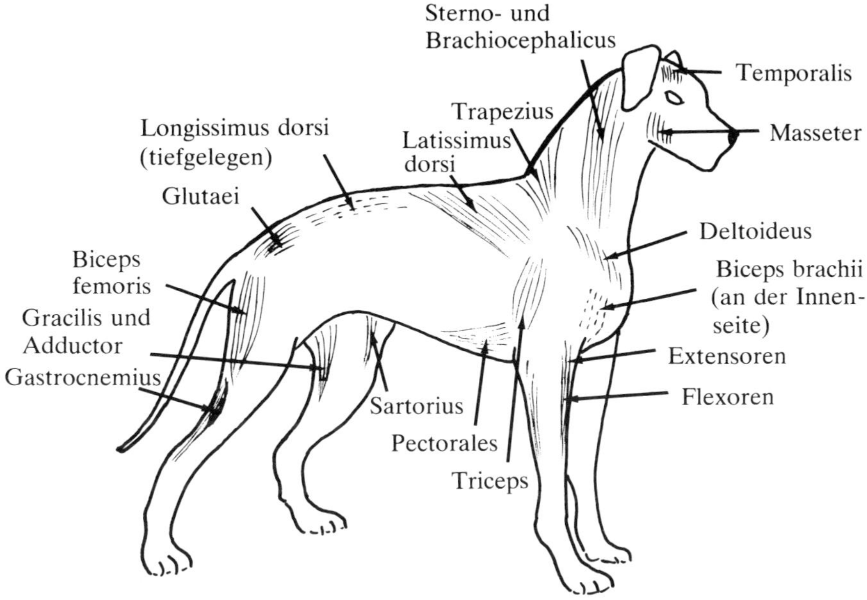

Lage der wichtigsten Muskeln beim Hund

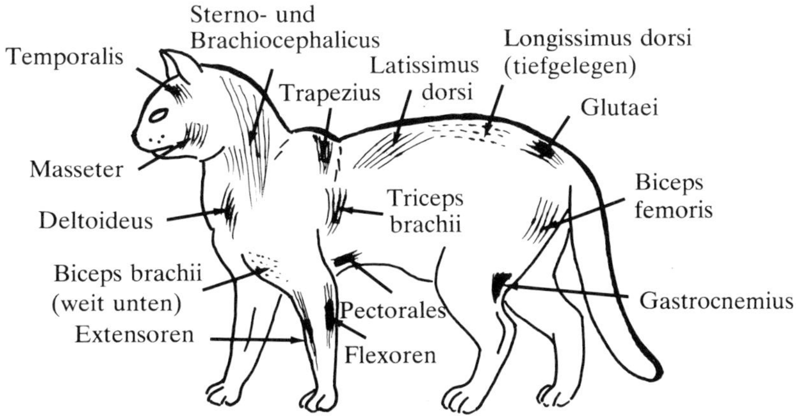

Lage der wichtigsten Muskeln bei der Katze

des Schultergürtels, mit der ein Block gelöst wurde, von einer tiefen, gesunden Röte belebt wurde. Solche plötzlichen Änderungen im Energiestrom bzw. im Kreislauf können beim Menschen von einem feinen Zittern begleitet sein, insbesondere entlang der Arme und Beine. Gelegentlich ist auch bei der Massage von Tieren ein solcher Tremor zu beobachten. Wilhelm Reich hat dies als Freisetzung von «Orgon»-Energie gedeutet, die eintritt, wenn aufgrund einer wirksamen Massagetherapie ein Block gelöst wird, d.h. die Verspannung eines Körperabschnitts wie etwa der Schultern oder der Kreuzgegend.

Psychologische Ursprünge

Bei Hunden und Katzen gibt es bestimmte Körperregionen, die besondere soziale oder psychologische Bedeutung haben. Wenn man eine entspannt auf der Seite liegende Katze am Unterleib berührt, kann dies einen Verteidigungsreflex auslösen, der die Katze zum Beißen und Kratzen bringt. Dies ist eine ganz normale Reaktion. Manche Katzen mögen es auch nicht, daß sie in der Nähe der Schwanzwurzel berührt werden. Wenn man eine Katze am Nacken faßt, verhält sie sich regungslos. Auch die Katzenmutter trägt ihre Jungen auf diese Weise, und sie bleiben dabei völlig unbeweglich (Tragestarre). Hält man die Katze an den Hautfalten des Genicks, hat dies einen beschwichtigenden Effekt.

In-den-Nacken-Beißen hat bei Hunden eher etwas mit Kampf und Dominanzverhalten zu tun. Einen ungehorsamen Hund bringen Sie am ehesten zur Räson, indem Sie ihn am Genick schütteln. Mein Benji ist in der Nackengegend überaus empfindlich, und er beginnt sofort laut und durchdringend zu jaulen, wenn ich ihn beim Spielen versehentlich zu kräftig am Nackenfell ziehe. Dies ist seine empfindliche Stelle, die vermutlich davon herrührt, daß er von früheren Besitzern mißhandelt wurde.

Auch Menschen haben ihre empfindlichen Stellen, und es löst bei ihnen entweder Kitzel oder Unwillen aus, wenn sie zwischen den Schulterblättern oder unter den Achseln oder an der Taille berührt werden. Dies kann ganz einfach damit zusammenhängen, daß sie als Kinder dort gekitzelt wurden.

Wenn man Hündinnen und Katzen während ihrer Hitze an der Schwanzwurzel berührt, kann es sein, daß sie ihr Hinterteil anheben und eine Begattungsstellung einnehmen. Das ist ganz natürlich. Wenn man aufrecht stehende junge Hunde im Bereich der Brust und zwischen den Vorderbeinen krault, versuchen sie manchmal, Ihren Arm zu besteigen und Begattungsbewegungen zu machen. Auch dies ist ganz normales sexuelles Spiel, das bald von selbst aufhört.

Junge Katzen und Hunde werden oft versuchen, mit Ihnen während der Massage spielerisch zu kämpfen. Daher ist es besser, junge Tiere nach

dem Spielen zu massieren, wenn sie müde sind und reif für ein Schläfchen. (Das gilt übrigens auch für kleine Kinder: Die beste Zeit ist nach dem Baden und vor dem Zubettgehen.)
Viele Menschen geraten in einen halb hypnotischen, tranceähnlichen Zustand, wenn ihr Haar gebürstet oder ihre Kopfhaut massiert wird. Die menschliche Kopfhaut ist meiner Meinung nach ein ganz besonderer Bereich des Körpers, den die Evolution nicht zum Schutz des Gehirns hervorgebracht hat (hierfür würde auch ein dicker Schädel genügen), sondern zum Zweck der gegenseitigen Pflege. Die reiche Innervierung jeder einzelnen Haarwurzel, die das Haar für die leichteste Berührung empfindlich macht, ist der Grund dafür, daß die Kopfhaut für die Berührung durch einen anderen so empfänglich ist. Daneben ist die Kopfhaut auch verschieblich und schützt dadurch den Schädel vor Hieben, indem sie diese ableitet. In ähnlicher Weise bewirkt das lose Fell von Hunden und Katzen nicht nur die Ableitung von Hieben und Schlägen größerer, feindlicher Tiere (und von Autos), sondern ermöglicht es den Tieren überdies, sich selbst dann noch zu drehen, zu beißen und sich herauszuwinden, wenn sie festgehalten werden.

Gerüche und Witterung

Ich habe festgestellt, daß die Kopfhaut der Menschen unterschiedlich riecht; sie ist daher nicht nur ein Organ für die soziale Pflege, sondern kann auch das individuelle Erkennen erleichtern und möglicherweise noch andere soziale Verhaltensweisen beeinflussen, die durch Hormone gesteuert werden. In ähnlicher Weise haben auch Hunde und Katzen Organe für die soziale Pflege und erzeugen Gerüche für das individuelle Erkennen. Katzen haben Geruchsdrüsen längs des Schwanzes, unter dem Kinn, in den Mundwinkeln und an den Schläfen direkt vor den Ohren. Kraulen unter dem Kinn oder an der Seite des Gesichts versetzt Katzen fast in Trance, und sie erwidern Ihren Druck, reiben sich an Ihrer Hand und salben Sie mit ihrem Duft.
Hunde verhalten sich – wie wir – weniger auffällig, wenn die geruchserzeugenden Gebiete ihres Körpers berührt werden. Diese Gebiete liegen manchmal um die Wangen, auf dem Schädeldach und am Schwanzende. Wenn Hunde hinter den Ohren oder hinter den Schultern gekrault werden, machen sie nicht selten mit dem Hinterfuß eine Kratzbewegung. Dies ist nur ein Reflex, wie wenn man jemanden auf das Knie klopft, und bedeutet in keiner Weise, daß Ihr Hund Flöhe hat.
Junge Hunde und Katzen haben in Ihrem Atem einen ganz ausgeprägten Geruch von frisch gebackenem Brot. Dies ist aus entwicklungsgeschichtlicher Sicht möglicherweise der prägende Reiz für die Mutter. Gebrauchen Sie bei der Massage Ihres Tiers Ihre Nase. Sie kann Ihnen helfen, eine

Vielzahl von Problemen zu erkennen, die vom metallischen, widerlichen Geruch eines infizierten Ohrs bis zum «mäuseartigen» Geruch eines räudigen Hundes und zum Uringeruch eines an Urämie (Harnvergiftung) erkrankten Tiers reichen.
Ein sehr wichtiger Schlüsselbereich des Körpers ist beim Hund die Leistengegend. Wenn man einen Hund dort berührt, ist dies eine freundliche Geste, die etwa dem menschlichen Handschlag entspricht. Hunde bieten Artgenossen wie Menschen ihre Leiste als Akt der freundlichen, unterwürfigen Begrüßung zum Kontakt an. Junge Hunde, die dort berührt werden, beginnen nicht selten zu urinieren – seien Sie dann nicht überrascht oder böse.
Katzen können bei der Massage oder beim Streicheln anfangen, ihre Vorderbeine zu beugen und zu strecken, wobei sie mit den Vorderpfoten Knetbewegungen ausführen und Speichelfluß einsetzt (Milchtritt); sie können sogar versuchen, zu saugen. Dies ist ganz natürlich, auch bei älteren Katzen, die solche Regressionen lieben und sich gerne wie saugende Kätzchen verhalten. Häufig sind diese Reaktionen bei solchen Katzen ausgeprägter, die früh entwöhnt oder mit der Flasche aufgezogen wurden. Manchmal kann man sie auch bei Hunden beobachten.
Sie haben sich vielleicht schon oft gefragt, wozu eigentlich die Schnurrhaare der Katze da sind. Sie dienen neben anderem dem Schutz der Augen, wenn das Tier durch dichtes Gestrüpp streift. Jede leichte Berührung der Schnurrhaare führt reflexartig zum Schließen der Augenlider, und dieser Blinzelreflex schützt die Augen vor dem Eindringen von Fremdkörpern. Die extrem druckempfindlichen Schnurrhaare (Vibrissae) sagen dem Tier auch, aus welcher Richtung der Wind weht oder ob er sich dreht – und das ist für ein Tier sehr wichtig, das seine Beute wittert oder umgekehrt selbst den Jägern entgehen möchte.

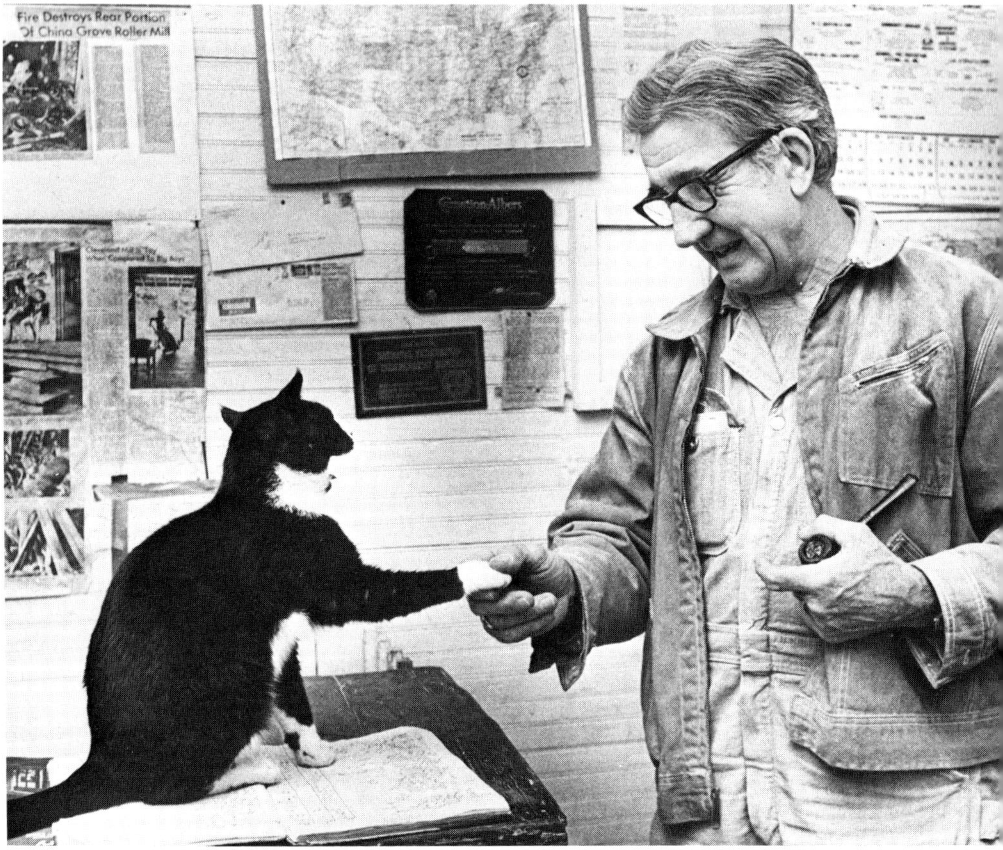
Fire Destroys Rear Portion
Of China Grove Roller Mill

6 *Standardmassage für Hunde und Katzen*

In diesem Kapitel möchte ich Ihnen eine grundlegende Massagefolge vorstellen, die Sie täglich oder zumindest einmal in der Woche mit Ihrem Tier durchführen können. Das hier beschriebene Massagesystem bildet die Basis für die in Kapitel 8 beschriebene therapeutische Massage. Wenn Sie sich dieses System erarbeiten und die erforderlichen Techniken und das «Gespür» erworben haben, werden Sie das Gelernte auch bei der diagnostischen Massage anwenden können, die in Kapitel 7 behandelt wird.
Bevor ich jedoch zur eigentlichen Massagesequenz komme, die systematisch und kontinuierlich von einer Körperregion des Tieres zur anderen fortschreitet, möchte ich die verschiedenen Massagegriffe beschreiben, die beim Standardprogramm zur Anwendung kommen. Sie werden vielleicht am Anfang ab und zu im Buch nachschlagen müssen. Mit der Zeit werden Ihnen jedoch die Ausdrücke bald geläufig sein.
Am besten lassen Sie sich zunächst von einem professionellen Masseur behandeln, um ein Gefühl für die Massage zu bekommen. Vielleicht bitten Sie auch um die Erlaubnis, einem Masseur bei der Arbeit zusehen zu dürfen. Zuletzt können Sie das Erlernte an einer befreundeten Person praktizieren, bis Sie schließlich selbst Ihren vierbeinigen Hausgenossen behandeln (siehe auch Seite 29 f.).

Die allgemeine Massagefolge

Diese Massagefolge können Sie nach Belieben abwandeln, wenn Sie die Grundlagen einmal sicher beherrschen. Sie umfaßt die folgenden Schritte, die insgesamt etwa zwanzig Minuten in Anspruch nehmen sollten.

Schritt 1: Die Entspannungsstufe macht Sie und das Tier ruhig und aufnahmefähig.
Schritt 2: Rückenmassage, beginnend im Nacken und zum Kreuzbein absteigend.
Schritt 3: Massage von Kopf und Hals, einschließlich der Gesichts- und Kiefermuskeln.
Schritt 4: Massage der Schulter und der Vorderbeine.
Schritt 5: Massage der Brust und des Unterleibs.
Schritt 6: Massage der Hüfte und der Hinterbeine.

Aufgrund der verschiedenartigen Anordnung der Muskeln und der Sehnen in diesen sechs Körperzonen sind unterschiedliche Massagegriffe erforderlich. Diese werden nun im folgenden besprochen, wobei ich besonders auf die verschiedenen anatomischen Strukturen eingehen werde, die Sie kennenlernen müssen, um eine wirksame Ganzkörpermassage durchführen zu können.
Vor der Massage nehmen Sie bitte allen Schmuck und ebenso die Armbanduhr und die Ringe ab. Achten Sie auch auf die Länge ihrer Fingernägel, damit diese während der Massage nicht kratzen oder in die Haut des Tiers eindringen.
Im Gegensatz zur Massage eines Menschen brauchen Sie kein Massageöl zu verwenden, weil es dem Fell Ihres Tiers ohnehin schlecht bekommen würde. Auch wenn die Füße oder die Nase Ihres Tiers trocken zu sein scheinen, würde ich von der Verwendung von Öl abraten – es sei denn, Ihr Tierarzt sagt Ihnen etwas anderes.

Massagegriffe

1. Langsame Streichmassage (Effleurage)

Streichungen werden mit der Handfläche und den flach aufgesetzten Fingern durchgeführt, wie wenn man das Tier streicheln würde. Sie können zunächst langsam und ganz leicht streichen (gerade so fest, daß lose Haare herausgezogen werden). Steigern Sie allmählich den Druck; führen Sie etwa fünfzehn Streichungen pro Minute aus. Streichen Sie mit dem Strich des Fells längs des Rückens, von der Schulter zu den Vorderbeinen hinab und von der Hüfte zum Hinterbein.
Sie können abwechselnd nur mit einer Hand streichen und die andere leicht auf der Flanke oder dem Kopf des Tiers ruhen lassen.

2. Kreisförmige Fingerspitzenmassage

Mit zwei oder drei gestreckten und geschlossenen Fingern die darunterliegenden Muskeln kreisförmig reiben. Die Fingerspitzen bleiben bei dieser kreisenden Bewegung an der gleichen Stelle der Haut: Diese läßt sich leicht verschieben, so daß man darunter einen ziemlich großen Muskel- und Gewebebereich bearbeiten kann. Den Druck allmählich erhöhen, sobald Sie merken, daß das Tier seine Muskeln zu entspannen beginnt.
Wenn Sie Rechtshänder sind, nehmen Sie die Finger der rechten Hand und drücken das Tier mit der Handfläche der linken an der Seite oder am Kopf sanft nach unten, damit es sich ruhig verhält.
Halten Sie mit der linken Hand das Bein am Sprunggelenk fest, wenn Sie an der Hüfte, am Oberschenkel, an der Schulter oder am Vorderbein eine Fingerspitzenmassage durchführen wollen.

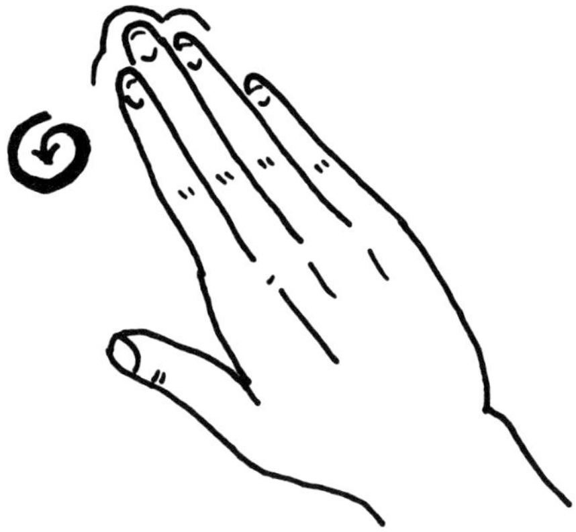

Kreisförmige Fingerspitzenmassage
Für die kreisenden Bewegungen die ganze Fläche der Fingerkuppen verwenden.

Eine Variante hierzu ist die *Vibrationsmassage.* Dabei bleiben zwei oder drei geschlossene Finger an einer Stelle. Dann schüttelt man das Handgelenk, wobei man die Finger fest auf dem Fell läßt und den Druck allmählich erhöht.

3. Akupressur

Für die Akupressur nimmt man die Daumen; bei ganz kleinen Katzen oder Hunden kann man auch die Spitze des Zeigefingers verwenden. Wenn das Tier auf der Seite liegt, wendet man mit dem Ballen des rechten Daumens an den verschiedenen Akupressur- oder Ki-Punkten (siehe Seite 35) steigenden Druck an.
Führen Sie im Gegensatz zur Fingerspitzenmassage keine Kreisbewegungen aus. Drücken Sie den Daumenballen einfach gerade in das Tier hinein. Fünf Sekunden Druckanwendung sind für jeden Punkt ausreichend. Drücken Sie so fest, wie das Tier es zuläßt, d.h. bis es in einer Abwehrreaktion die Muskeln anspannt. (Bei sehr empfindlichen Punkten vorsichtig vorgehen; siehe auch die Hinweise im nächsten Kapitel über die diagnostische Massage.)

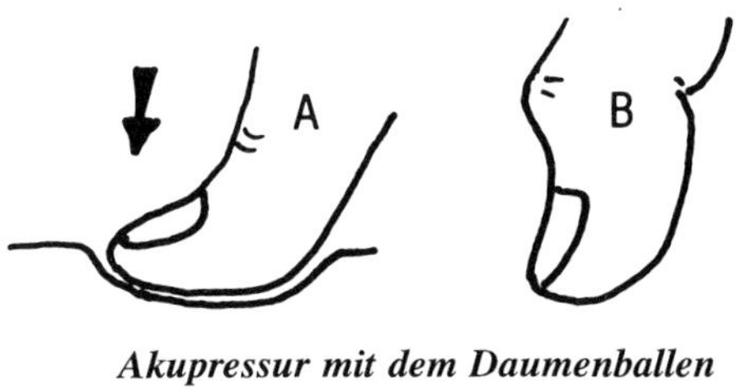

Akupressur mit dem Daumenballen
A richtig *B falsch*

Zur Akupressuranwendung an den Gliedern nimmt man das Glied in die linke Hand und drückt mit dem Daumenballen genau senkrecht auf die Stelle. Bei der Anwendung am Rücken liegt das Tier auf der Seite. Dann drückt man so auf den Punkt zwischen den Wirbeln, daß die Richtung des Drucks genau parallel zu den Beinen des Tiers verläuft.

4. Knet- oder Tiefmassage (Petrissage)

Diese Technik geht wie das Kneten und Rollen von Teig. Das Fell wird am Rücken, an der Flanke und an der Brust mit Daumen und Zeigefinger angehoben, geknetet, gezogen und gerollt.

An Schultern, Oberschenkeln und Gliedern können die tieferliegenden Muskeln und Sehnen zwischen Daumen und Zeigefinger der rechten Hand geknetet werden, während die linke Hand das Glied festhält und gelegentlich beugt und streckt, indem man abwechselnd daran zieht und drückt.

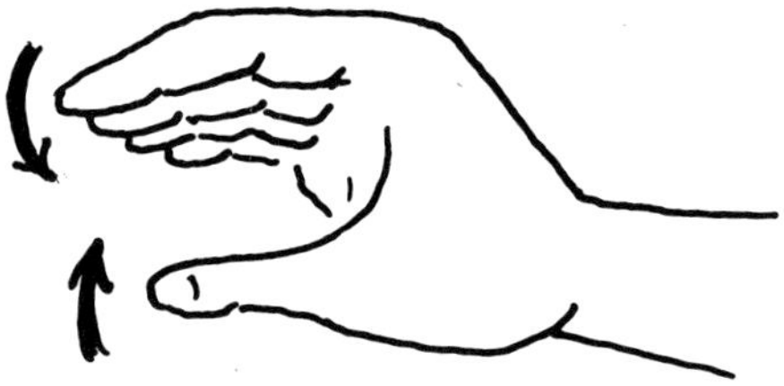

Knet- oder Tiefmassage
Finger gestreckt lassen, damit sich die Nägel nicht in die Haut drücken.

Die Knet- und Walkbewegungen sollten langsam und rhythmisch sein und quer zum Verlauf der Muskeln und Sehnen erfolgen, um den größtmöglichen Nutzen zu erzielen. Petrissage bedeutet weniger direkten Druck als vielmehr das Fühlen, Aufnehmen und leichte Zusammendrücken von Muskelgruppen. Probieren Sie das an Ihrem eigenen Waden- oder Oberschenkelmuskel aus. Sie werden schnell entdecken, wie wohltuend diese Knetmassage ist und welcher Druck gerade noch angenehm ist.

5. Schnelle Strichmassage

(Dazu sind einige Vorbemerkungen vonnöten.

1. Die *Strich*massage darf nicht mit der bei Punkt 1 aufgeführten langsamen *Streich*massage oder Effleurage verwechselt werden. Die Streichmassage wird ja in langsamem Tempo ausgeführt, wobei die Handfläche und die flach aufgesetzten, geschlossenen Finger dazu verwendet werden. Die Strichmassage dagegen geschieht mit sich steigernder Schnelligkeit und einzig mit den Fingern.

2. Der Autor gebraucht für *Strich*massage den Begriff «Friktion», was soviel wie «Reibmassage» bedeutet. Nach dem bei uns geläufigen Verständnis werden jedoch Friktionen oder Reibungen als intensiv wirkende *kreisförmige oder elliptische* Bewegungen definiert, die von den Daumen oder Fingerkuppen ausgeführt werden. Wie aus dem folgenden Text des Verfassers hervorgeht, verlaufen aber die auch zeichnerisch dargestellten Striche *geradlinig,* weshalb nicht von Friktionen oder Reibungen gesprochen werden kann. Der von uns gewählte Ausdruck «Strichmassage» dient hier lediglich als Notbehelf und kommt sonst in der klassischen Massage an sich nicht vor.
3. Der Begriff «Friktion» würde eher auf die unter Punkt 2 genannte «kreisförmige Fingerspitzenmassage» passen; im dortigen Text kommt denn auch ausdrücklich das Wort «reiben» vor.
4. Damit keine Verwirrung entsteht und der Leser sich nicht an widersprüchlich beschriebene Ausdrücke gewöhnt, werden in den nachstehenden Ausführungen nur noch die deutschen Bezeichnungen der Massagegriffe verwendet.)

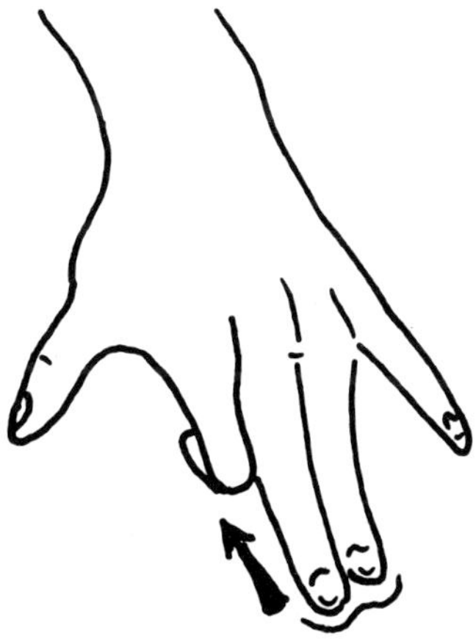

Schnelle Strichmassage

Bei der Strichmassage handelt es sich um schnelle, belebende Strichbewegungen mit den Fingerkuppen der ersten zwei oder drei Finger einer Hand oder beider Hände. Der Druck sollte stark genug sein, um lose Haare herauszuziehen, aber nicht so stark, daß die Bewegung nicht mehr flüssig und schnell ist.

Folgen Sie stets dem Strich des Fells vom Nacken zum Schwanz, von der Schulter bzw. Hüfte zum Bein, von der Brust zum Unterleib, von der Mitte des Rückens zur Flanke.
Im Gegensatz zu den langsamen Streichungen sind die Striche schneller und erfolgen mit einer Frequenz von einem Strich pro Sekunde, die allmählich auf zwei pro Sekunde gesteigert wird. Ich beende eine Belebungsmassage gerne mit schnellen, kräftigen Strichen, bevor ich zum Abschluß komme.

6. Abschluß
Drücken Sie mit der flachen Hand und den gespreizten Fingern den ganzen Körper Ihres Tiers, wobei dieses Drücken fast nur andeutungsweise erfolgen sollte.
Folgen Sie dem Strich des Fells von der Nase zum Schwanz, und streichen Sie sanft von der Schulter zur Vorderpfote und von der Lende zum Hinterbein. Tun Sie das etwa fünf- bis zehnmal, während Sie dem Tier gut zureden und sein Fell und seine «Aura» glätten, wie wenn Sie ein schützendes Energiefeld um Ihr Tier packen wollten, das jetzt nach Ihrer Massage energetisiert und gereinigt ist. Waschen Sie zum Schluß Ihre Hände.

Allgemeines Vorgehen bei der Massage

Schritt eins: Entspannungsphase
Wenn ich mich für die Massage eines Hundes oder einer Katze (oder auch eines Menschen) vorbereite, schließe ich gerne meine Augen für einige Momente und atme tief und ruhig durch, um mich zu entspannen und Energie aufzunehmen. Ich hebe, senke und kreise meine Schultern, Arme und Hände und reibe dann meine Hände aneinander, um die Blutzirkulation bzw. den Energiefluß in Gang zu bringen. Sie haben vielleicht Ihr eigenes Verfahren, wie Sie sich entspannen oder energetisieren. Wenn nicht, versuchen Sie es mit meiner Methode, bis Sie ein eigenes Verfahren entwickelt haben.
Entspannen Sie Ihren Hund oder Ihre Katze, indem Sie das Tier mit einer weichen Bürste bürsten oder mit beiden Handflächen vom Hinterkopf zur Schwanzwurzel streichen. Führen Sie die Streichungen stets mit dem Strich des Fells längs des Rückens aus.
Wenn Sie wollen, können Sie mit ruhiger Stimme mit dem Tier sprechen oder entspannende Musik spielen lassen. Dies kann Ihnen helfen, einen Rhythmus zu finden und wirkt, was vielleicht noch wichtiger ist, als «Schallbarriere» für plötzlich von außen hereindringende Geräusche.

Das Massageritual

- *Zeit und Geduld* sind die Voraussetzungen dafür, um ein Tier an eine sanfte Massage zu gewöhnen. Wenn man schon bei den jungen Hunden und Katzen beginnt und nur ein paar Minuten täglich dafür aufwendet, verbunden mit etwas Spiel und steten Liebkosungen, werden die Tiere schon früh mit dem Ablauf vertraut. Wenn der Hund oder die Katze sechs Monate alt ist, sollte bereits eine gut zehn- bis zwanzigminütige Behandlung möglich sein. Verfahren Sie bei ausgewachsenen Hunden oder Katzen genauso: Haben Sie Geduld und schaffen Sie jeden Tag einen etwas intensiveren Kontakt, wobei das beruhigende Streicheln eingeschränkt werden kann. Die Formel lautet: Volles Vertrauen für volle Massage.
- *Reden Sie dem Tier* mit ruhiger, besänftigender Stimme zu: «Jetzt wollen wir uns mal schön entspannen ... Was macht denn der Rücken ... Ja, schön die Muskeln entspannen ...» Gleichzeitig beginnen Sie mit den Fingern zu massieren, streichen zunächst ganz leicht, gehen dann tiefer, vermindern den Druck aber unverzüglich, sobald sich das Tier anspannt.
- *Loben Sie das Tier,* wenn es sich entspannt, und Sie werden vielleicht spüren, wie Ihre Energien zusammenfließen. Es ist beinahe so, wie wenn man Harfe spielt oder ein anderes Musikinstrument: Man darf nur nicht zu fest an den Saiten zupfen oder auf die Tasten schlagen.
- *Wählen Sie stets die gleiche Zeit und den gleichen Ort* für die Massage. Führen Sie sie nicht gerade kurz vor oder nach der Fütterung durch oder wenn das Tier weiß, daß es bald spazieren geführt wird.
- *Nehmen Sie den Telefonhörer ab* und legen sie ruhige Musik auf, die plötzliche Fremdgeräusche fernhält und Ihr Tier zur Entspannung einstimmt.
- *Nicht aufgeben!* Manche Katzen oder Hunde scheinen sich wegen ihres Temperaments, eines zurückliegenden Traumas oder wegen ihrer Erziehung nie an Massage gewöhnen zu wollen. Versuchen Sie es dennoch immer wieder, denn plötzlich können Sie das Vertrauen Ihres Tiers doch noch gewinnen. Eine meiner Katzen konnte jede Art von längerem körperlichen Kontakt nicht ausstehen, bis wir es nach einigen Monaten doch geschafft hatten. Als sie krank war, bettelte sie richtiggehend um eine Massage – ein klares Zeichen, daß scheinbar Unmögliches möglich wird, wenn man erst einmal das Vertrauen des Tiers gewonnen hat.

Diese Entspannungsphase vor der Massage kann zwischen zwei und fünf Minuten dauern. Die Streichungen sollten leicht und ruhig erfolgen. Zählen Sie langsam von 10 bis 15; bei 10 beginnen Sie beim Kopf des Hundes oder der Katze, und bei 15 sollten Sie am Schwanz angelangt sein. Sie werden staunen, wie schnell Ihr Tier entdeckt, daß dies die Entspannungsphase ist, und es wird sich schon vorweg entspannen. Wenn das Tier jedoch unruhig wird, kann dies bedeuten, daß es krank ist, eine Verletzung hat oder daß die letzte Massage aus irgendeinem Grund nicht angenehm war. Versuchen Sie in diesem Fall nicht, irgend etwas zu erzwingen, sondern belassen Sie es die nächsten Tage bei dieser ersten Stufe, bis Sie ganz vorsichtig wieder mit der eigentlichen Massage beginnen.

Normalerweise wird sich Ihr Tier am liebsten auf die Seite legen. Manche Hunde rollen sich aber auch ganz auf den Rücken oder legen sich flach auf den Bauch, wobei sie die Beine gerade nach hinten ausstrecken. Wenn sich Ihr Tier auf den Rücken legt, ist dies für die Massage der Glieder recht praktisch; wenn Sie jedoch den Rücken massieren wollen, müssen Sie es auf die Seite oder auf den Bauch drehen oder zum Sitzen bringen. (Seien Sie aber vorsichtig bei Katzen, die entspannt auf dem Rücken liegen, solange Sie sich nicht ganz sicher sind. Die Berührung des Unterleibs kann bei Katzen verteidigende Abwehr auslösen – und Sie werden gebissen und gekratzt.)

Im Prinzip können Sie Ihr Tier in jeder Lage massieren, die sich als bequem erweist. Da die meisten Tiere jedoch auf der Seite liegen, soll hier die Standardmassage für ein auf der Seite liegendes Tier beschrieben werden.

Zum Hinlegen des Tiers nehmen Sie einfach seine Vorderpfoten in die eine Hand und die Hinterpfoten in die andere, ziehen die Beine auseinander und drehen das Tier erst auf den Rücken und dann auf die Seite.

Schritt zwei: Der Rücken

1. Kreisförmige Fingerspitzenmassage

Fühlen Sie zuerst, wo sich die Dornfortsätze der Halswirbel befinden; gehen Sie in dieser Weise zur Mitte des Rückens und bis zum Schwanz des Tiers. Wenn Sie diesen Bezugspunkt gefunden haben, legen Sie die Zeigefinger in der mittleren Lendengegend auf beide Seiten des Rückens (siehe Skizze Seite 44) und drücken Sie sanft. Sie fühlen dann den dicken, bandartigen langen Rückenmuskel (Musculus longissimus dorsi, siehe Skizze Seite 53 und 59) zu beiden Seite der Wirbelsäule.

Der breite Rückenmuskel (Musculus latissimus dorsi) besitzt eine komplexe Gestalt mit vielen Anfangs- und Endpunkten. Er bewirkt die Drehung und Beugung der Wirbelsäule. Steifheit oder eine Verletzung

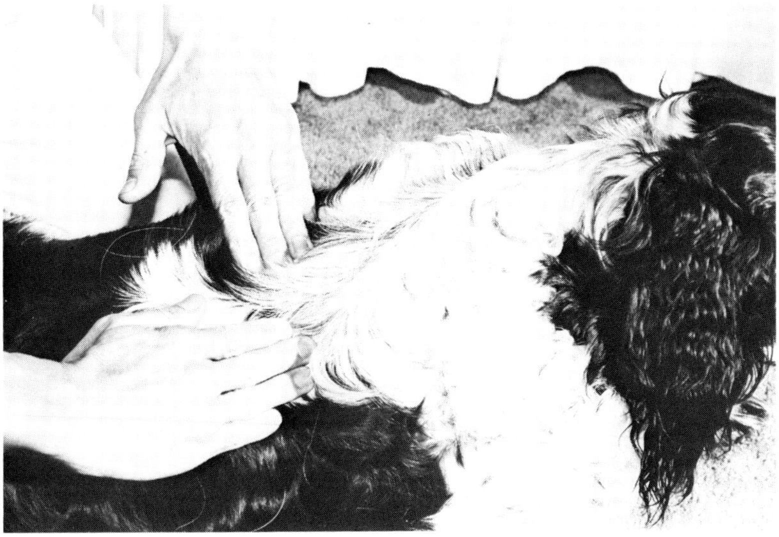

Fühlen Sie den langen Rückenmuskel (M. longissimus dorsi) zu beiden Seiten der Wirbelsäule.

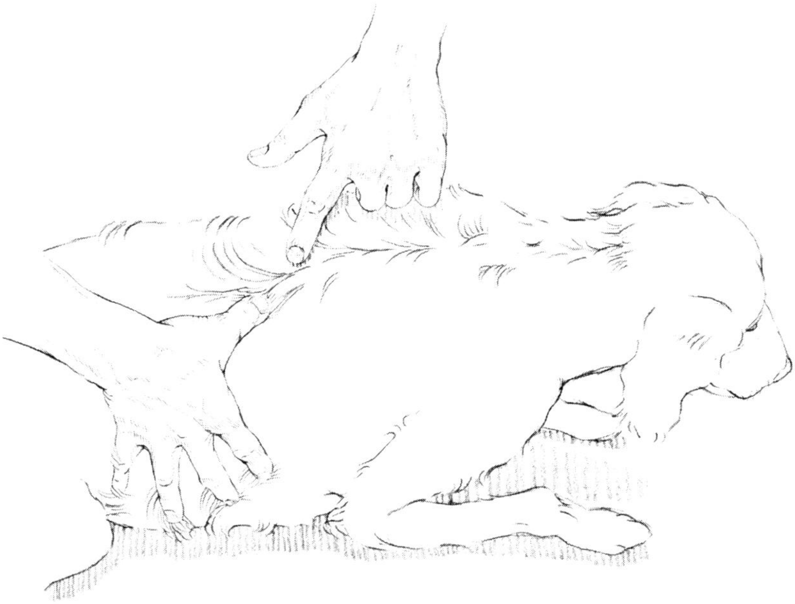

Ertasten Sie mit der Kuppe des Zeigefingers die Lücke zwischen den Dornfortsätzen der Wirbelsäule und folgen Sie ihr nach unten, bis Sie den langen Rückenmuskel fühlen.

dieses Muskels kann daher die Bewegungsfähigkeit eines Tiers erheblich einschränken und behindern; die Massage trägt hier zur Entspannung und Tonisierung dieser wichtigen Muskelgruppe bei.
Wenn Sie die Muskeln gefunden haben, beginnen Sie die Massage mit kleinen, kreisförmigen Bewegungen unter geringem Druck zu beiden Seiten der Wirbelsäule, und zwar zuerst im Uhrzeigersinn und dann im Gegenuhrzeigersinn.
Fangen Sie zwischen den Schulterblättern an und massieren Sie langsam bis zur Schwanzwurzel hinunter. Erhöhen Sie den Druck so weit, wie es das Tier zuläßt. Lassen Sie die Finger während der ganzen Prozedur am Körper des Tiers. Fühlen Sie die Bewegung der Haut und ertasten Sie den darunterliegenden Muskel. Nach einigen Sitzungen werden Sie Ihren Tastsinn so weit verfeinert haben, daß Sie mit den Fingerspitzen die Lage dieses Rückenmuskels zur Wirbelsäule fühlend «sehen» können.
Drei- bis viermal wiederholen.
Achten Sie auf den Bau der Wirbelsäule, die aus lauter kleinen Höckern zu bestehen scheint. Dies sind die Dornfortsätze der Wirbel. Ertasten Sie mit der Kuppe des Zeigefingers die Lücke zwischen zwei Fortsätzen und folgen Sie dieser seitlich bis zum Rückenmuskel. Diese Stellen zwischen den Wirbeln sind sehr wichtig, denn dort befinden sich Nervenstränge und Ki- oder Akupressurpunkte.

2. Akupressur am Rücken
Drücken Sie mit dem Daumenballen – bei kleineren Hunden und Katzen

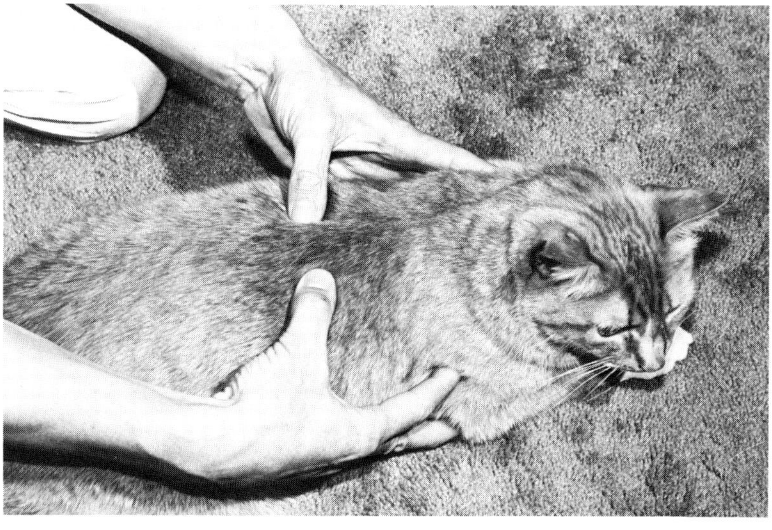

Drücken Sie mit den Daumenballen auf jeden Ki-Punkt.

mit der Kuppe des Zeigefingers – auf jeden Ki-Punkt (siehe Skizze Seite 35). Führen Sie die Akupressur am ganzen Rücken durch. Dosieren Sie den Druck vorsichtig, denn Sie könnten auf eine empfindliche Stelle stoßen (siehe Kapitel 7 über die diagnostische Massage). Sie sollten auf keinen Fall stereotyp überall den gleichen Druck anwenden: Massage darf niemals mechanische Routine sein. Massage ist Gefühlssache.
Ideal ist möglichst starker Druck. Steigern Sie den Druck daher so weit, wie es das Tier zuläßt, ohne daß es die Rückenmuskeln anspannt oder ausweicht.
Der Druck muß senkrecht erfolgen (genau nach unten und «durch» das Tier) und ist ganz ruhig und ohne Bewegung zwei bis drei Sekunden aufrechtzuerhalten. Atmen Sie bei der Steigerung des Drucks aus und stellen Sie sich vor, daß Ihr Ki, Ihre Energie, durch Ihre Finger oder Daumen in das Tier strömt.
Zwei- bis dreimal wiederholen.

3. Knet- oder Tiefmassage
In der dritten Phase der Rückenmassage heben, kneten, ziehen und rollen Sie die Haut jeweils zwischen dem Daumen und den ersten beiden Fingern. Dies hat eine allgemein stimulierende Wirkung und wird von den meisten Tieren sehr genossen.
Drei- bis viermal wiederholen.

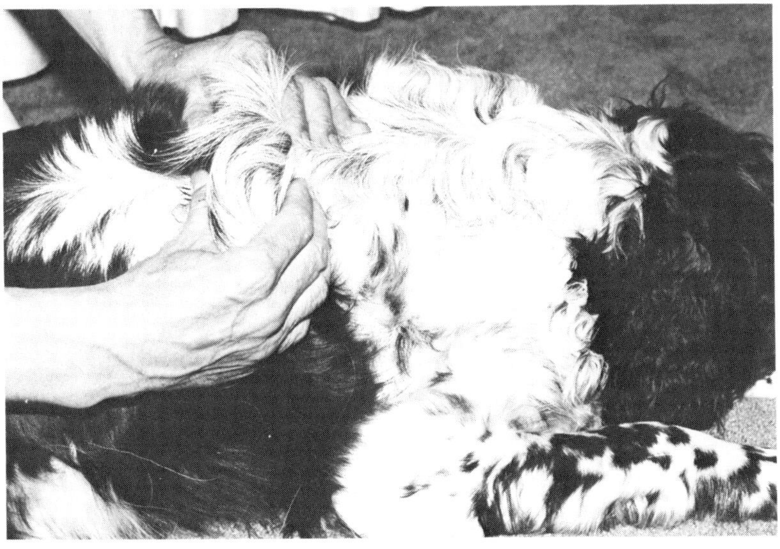

Heben, kneten, ziehen und rollen Sie die Haut jeweils zwischen dem Daumen und den ersten beiden Fingern.

Bei Ihrer Katze sollten Sie im Lendenbereich oder an der Schwanzwurzel vorsichtig sein. Manche Katzen kratzen und beißen, wenn sie an dieser Stelle berührt werden, und sind in diesem Bereich überhaupt sehr empfindlich. Andere Katzen wiederum sind es gar nicht. Jede plötzliche Änderung der Empfindlichkeit kann deshalb diagnostische Bedeutung haben (siehe Kapitel 7).

4. Schnelle Strichmassage
Beginnen Sie oben am Rücken zwischen den Schulterblättern und gleiten Sie mit Zeige- und Mittelfinger (bei größeren Hunden auch mit dem Ringfinger) langsam und mit geringem Druck den Rücken abwärts. (Drücken Sie jedoch nicht auf die Dornfortsätze, da dies möglicherweise weh tut.) Wiederholen Sie dies schneller und schneller, bis Sie am Ende nur noch mit langen, leichten Strichen über Ihr Tier «huschen». Dies ist einem kräftigen Bürsten vergleichbar, aber in der Wirkung noch besser, weil es nicht mechanisch erfolgt und mit direktem Körperkontakt verbunden ist. Sie werden vielleicht beobachten, daß sich das Fell Ihres Tiers

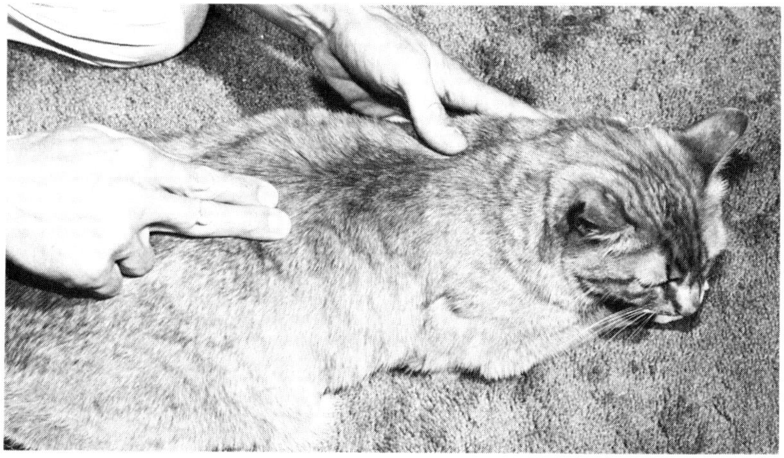

Gleiten Sie mit Zeigefinger und Mittelfinger langsam und mit geringem Druck den Rücken abwärts.

wellt. Dies ist ein natürlicher Kontraktionsvorgang, der sogenannte Panniculus-Reflex. Führen Sie die Strichmassage des Rückens im Winter, wenn es im Haus trocken ist oder wenn Ihr Tier auf einer Matte aus Synthetikmaterial (zum Beispiel aus Nylon) liegt, nicht zu intensiv durch, da es hierbei zu einer statischen Aufladung kommen kann. Der elektrische Schlag, den Ihr Tier oder Sie selbst dann erhalten können, ist nicht sehr angenehm und kann die Massage zu einer unerfreulichen Erfahrung werden lassen. Es ist in diesen Fällen daher besser, wenn Sie dem Tier erst einmal mit einem feuchten Schwamm ein paarmal über das Fell streichen. Dadurch wird die statische Aufladung verhindert. Nebenbei lassen sich auf diese Weise auch sehr gut lose Haare entfernen.

5. Ein chiropraktischer Griff (für Tiere, die an Massage gewöhnt sind)
Halten Sie den Schwanz des Tiers im ersten Drittel fest und ziehen Sie daran, während Sie den Kopf des Tiers mit der anderen Hand festhalten. (Bei Boxern und Manx-Katzen können Sie das natürlich nicht.)
Wie stark soll man ziehen? Ich will und kann mich hier nicht festlegen, weil dies bei jedem Tier anders ist. Ihr Tier wird es Ihnen «sagen». Dies ist überhaupt die goldene Regel der Massage: Warten Sie auf das «Feedback», richten Sie sich nach der Reaktion des Tiers.

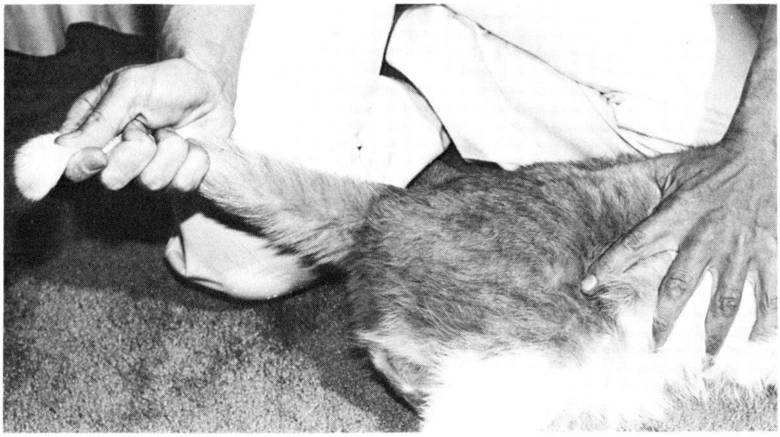

Ziehen Sie zunächst nur leicht am Schwanz.

In jedem Fall sollten Sie zuerst ganz sanft ziehen. Ziehen Sie das nächste Mal etwas stärker, und probieren Sie, wie weit Sie gehen können. Nach meiner Erfahrung mögen Tiere diese Behandlung, und sie ist auch als therapeutische Anwendung sehr nützlich (siehe Kapitel 8). Ein- bis zweimaliges Ziehen sollte genügen.

6. Kreuz- oder Lendenmassage
Behandeln Sie zuletzt den Bereich um die Schwanzwurzel Ihres Tiers. Massieren Sie die Lendengegend etwa eine Minute lang mit kreisförmigen Bewegungen der Fingerkuppen. Richten Sie Ihre Aufmerksamkeit besonders auf die «Lücke» zwischen dem Schwanz und dem Becken des Tiers, und «fühlen» Sie sich buchstäblich in diesen Bereich «hinein». Sie werden die Vorsprünge des Beckenknochens und die kräftigen Muskeln der

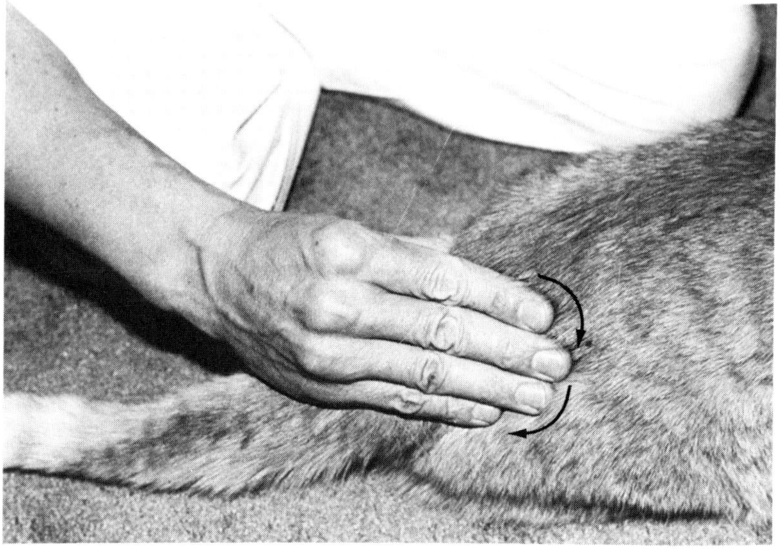

Massieren Sie die Kreuz- und Lendengegend etwa eine Minute lang mit kreisförmigen Bewegungen der Fingerkuppen.

Lendengegend, die Gesäßmuskeln (Musculi glutaei), entdecken. Massieren Sie diese mit Streichungen der Fingerkuppen. Eine Vibrationsmassage mit den Fingerkuppen ist hier ebenfalls sehr wohltuend, vor allem für ältere Tiere mit Gelenkleiden (Arthritis).
Hunde und Katzen heben häufig das Hinterteil, wenn dieser Bereich (der beim Menschen dem Gesäß und dem Kreuzbein entspricht) gerieben oder gestreichelt wird. Er ist bei den meisten Tieren äußerst empfindlich, und schon ganz leichter Druck löst ganz offenkundige Genußgefühle aus. Manche Tiere, insbesondere Katzen, sind hier überempfindlich und versuchen Ihrer Berührung auszuweichen oder kratzen sogar. Überempfindlichkeit in diesem Bereich ist bei Katzen und Hunden auch in der Hitze zu beobachten, und vor allem Kätzinnen können dann die Begattungsstellung einnehmen; dies ist die sogenannte Lordose-Reaktion, bei der die Wirbelsäule im Lendenbereich nach unten durchgedrückt wird.
Anmerkung: An diesem Punkt können Sie zur Massage von Hals und Kopf übergehen. Wenn Sie mit den Hinterbeinen beginnen möchten, behandeln Sie als nächstes den Unterleib, die Brust und die Vorderbeine und zuletzt Kopf und Hals. Wahlweise können Sie auch mit Kopf und Hals beginnen, mit den Vorderbeinen fortfahren, dann Brust und Unterleib behandeln und zuletzt die Hinterbeine. Sie und Ihr Tier werden bald

die günstigste Reihenfolge und Zeitdauer für die Massage der einzelnen Körperzonen herausfinden; insgesamt sollte sich pro Tag eine Massagedauer von fünfzehn bis dreißig Minuten ergeben.

Schritt drei: Kopf und Hals

Tasten Sie die Schädelbasis Ihres Tiers oben am Hals, dort, wo der Kopf an die ersten Wirbel anschließt (Vertebrae cervicales, siehe Skizze auf Seite 44). In diesem Bereich liegen viele Muskeln, und wie die Menschen lieben auch die Tiere eine kräftige Massage in diesem Bereich. Machen Sie zuerst aber mit Fingern und Daumen eine leichte, kreisende Fingerspitzenmassage. Wenn das Tier sich zu entspannen beginnt, können Sie tiefer gehen und kleinere Kreise machen. Folgen Sie den Muskeln nach vorne und ertasten Sie die sehnenartigen Befestigungen am Schädel.
Eine ein- bis zweiminütige Massage in diesem Bereich wirkt besonders belebend. Katzen beginnen sich zu rollen und versuchen, das Gesicht an Ihren Händen zu reiben, und Katzen wie Hunde machen nicht selten die Augen halb zu – ein deutliches Zeichen der Wonne.

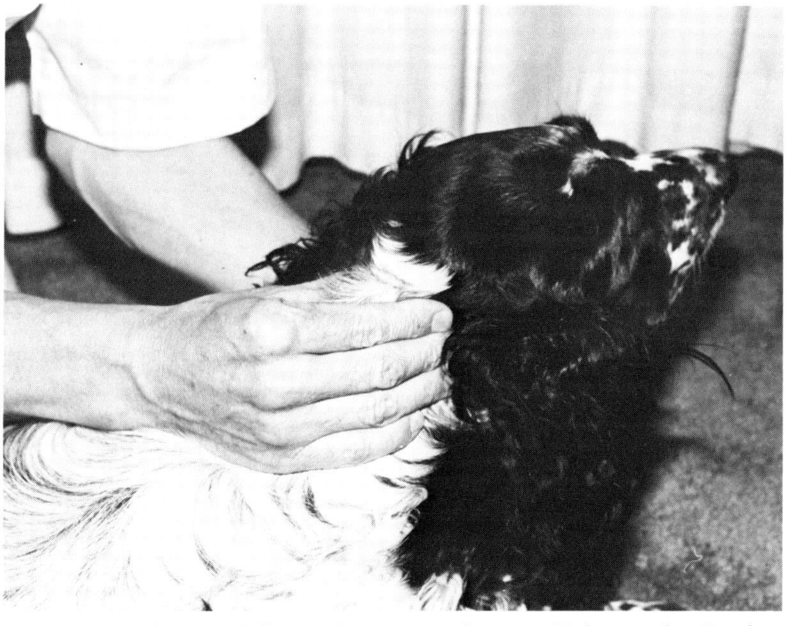

Tasten Sie nach der Schädelbasis Ihres Tiers oben am Hals, wo der Kopf an die ersten Wirbel anschließt (siehe auch Seite 80 oben).

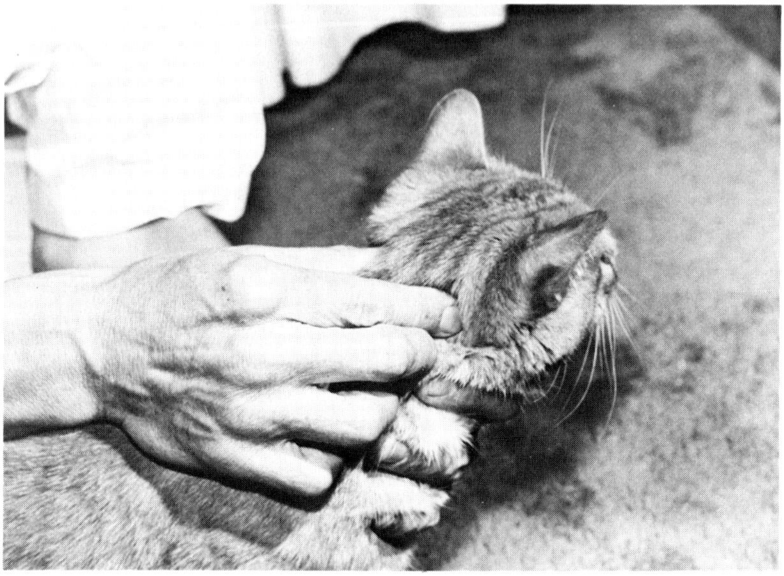

Fahren Sie mit den kreisförmigen Fingerbewegungen unter dem Hals des Tiers fort; prüfen Sie jedoch zuerst die Lage der Luftröhre (Trachea), damit Sie dort nicht aus Versehen drücken und dem Tier weh tun. Zu beiden Seiten der Kehle werden Sie ein Muskelband fühlen, das sich zum

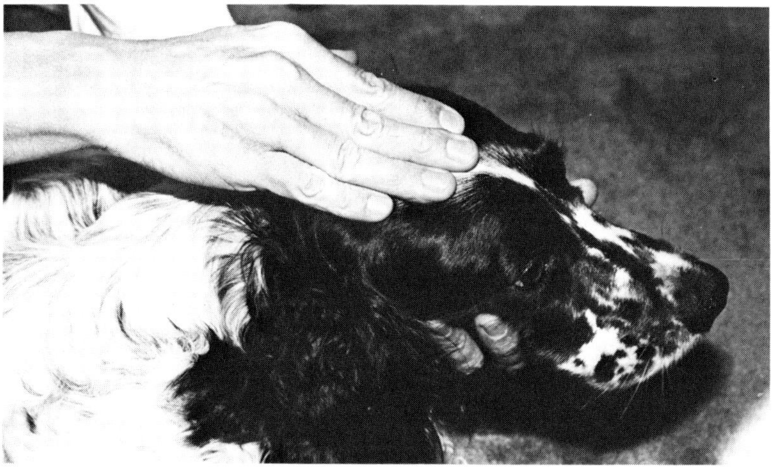

Beginnen Sie mit flach aufliegenden Fingern die kreisförmige Kopfmassage. Streichen Sie sanft mit dem Strich des Fells.

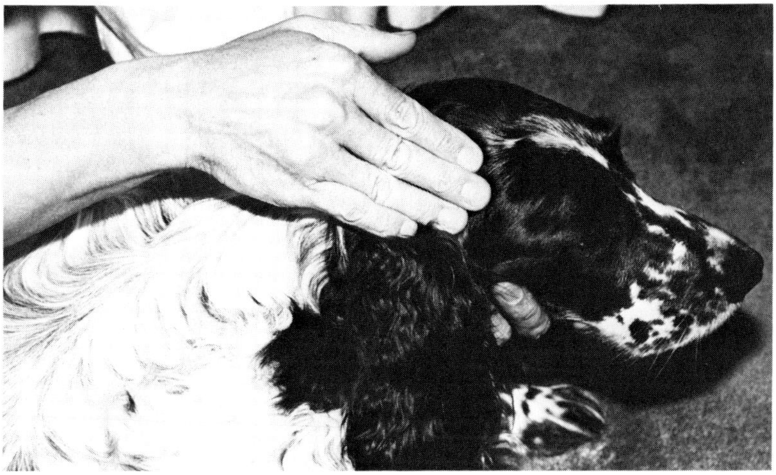

Massieren Sie die Schläfenmuskeln (Musculi temporales).

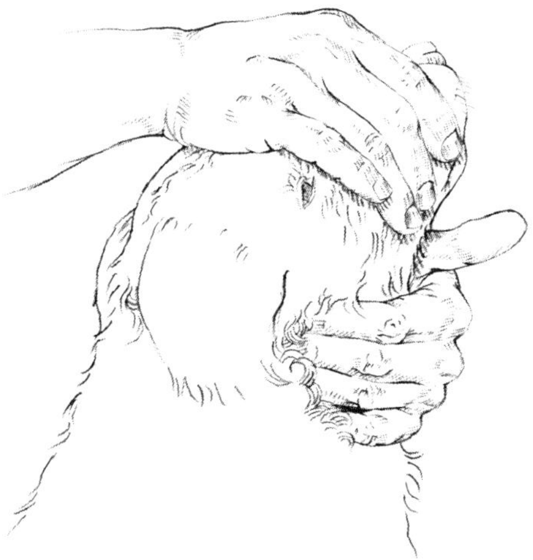

Massieren Sie mit dem Zeigefinger auf der einen und dem Daumen auf der anderen Seite die Kaumuskeln (M. masseter).

Schädel hinauf bis zum Ohransatz zieht. Dies sind der Musculus sternomastoideus und andere Halsmuskeln, mit denen das Tier den Kopf bewegt. Bearbeiten Sie diese Region mindestens eine Minute lang.
Im Kieferwinkel direkt unterhalb des Ohrs befindet sich eine empfindliche, auf Druck leicht nachgebende Stelle, an der sich Lymph- und Speicheldrüsen befinden. Seien Sie hier besonders vorsichtig. Schwellun-

gen und Schmerzen in diesem Bereich können ein Krankheitszeichen sein (siehe Kapitel 7 über Diagnosepunkte).
Beginnen Sie dann mit flach aufliegenden Fingern die Kopfmassage. Streichen Sie mit dem Strich des Fells sanft von der Schnauze nach hinten, ganz so, wie Sie sonst auch Ihre Katze oder Ihren Hund streicheln. Tun Sie das etwa zwölfmal.
Führen Sie als nächstes etwa ein bis zwei Minuten lang eine kreisförmige Fingerkuppenmassage der Hauptmuskeln des Kopfs (Musculus sterno- und brachiocephalicus etc.) durch. Massieren Sie als erstes die kräftigen Schläfenmuskeln (Musculi temporales) vor den Ohren zu beiden Seiten des Kopfes, dann mit dem Zeigefinger auf der einen und dem Daumen auf der anderen Seite die Kiefermuskeln (Musculus masseter). Die anderen oberflächlichen oder tiefer liegenden Muskeln im Bereich der Kopfhaut, der Ohren und des Mauls können mit zwei oder drei fest zusammengelegten Fingern mit sanften Kreisbewegungen massiert werden; die andere Hand unterstützt dabei den Kopf des Tiers von unten.

Schritt 4: Schulter und Vorderbein

1. Die Pfote

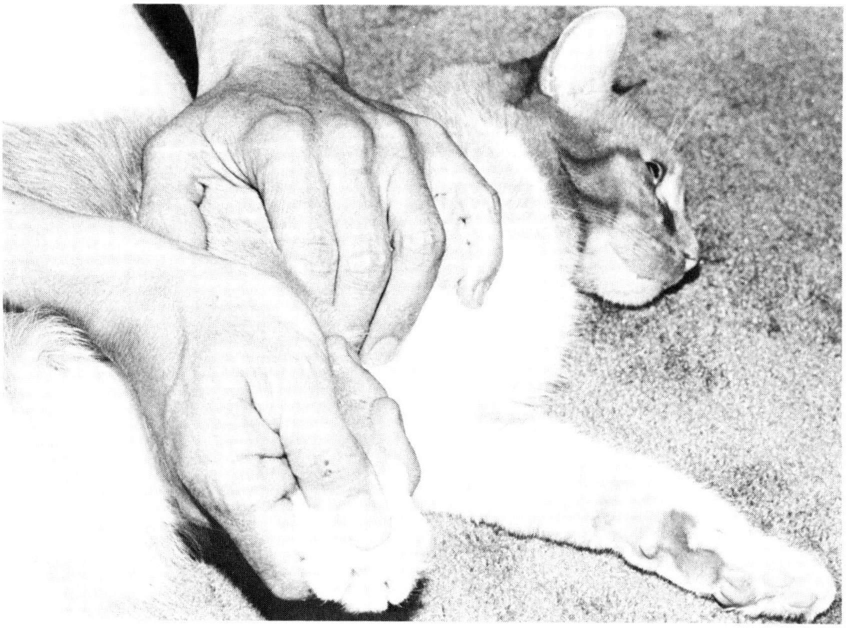

Drücken Sie zwischen Ihrem Daumen und den Fingern die vielen Muskeln, die sich längs und zwischen den Finger- und Mittelhandknochen befinden (Knetmassage).

Nehmen Sie das obere, d. h. nicht auf der Massagematte liegende Bein in die Hand, wobei das Tier auf der Seite liegt oder sitzt. Insbesondere Hunde ziehen letztere Position vor, vor allem, wenn sie gelernt haben, «Pfötchen» zu geben.
Massieren Sie mindestens eine Minute. Drücken Sie (Knetmassage) zwischen Daumen und Zeigefinger die vielen Muskeln (Abduktoren, Adduktoren, Extensoren und Flexoren), die sich längs und zwischen den Zehen- und Mittelfußknochen befinden (Phalanges und metakarpale Knochen, siehe Skizzen auf Seiten 44, 53 und 59). Fassen Sie außerdem jedes Fingerglied und bewegen Sie es mit sanften Vibrationsbewegungen auf und ab.
Kneten Sie die Sehnen im Handwurzelbereich (Carpus). Halten Sie dann die Pfote fest und beugen, strecken und drehen Sie sie nach innen, um die Sehnen in diesem Bereich zu entspannen und zu dehnen.

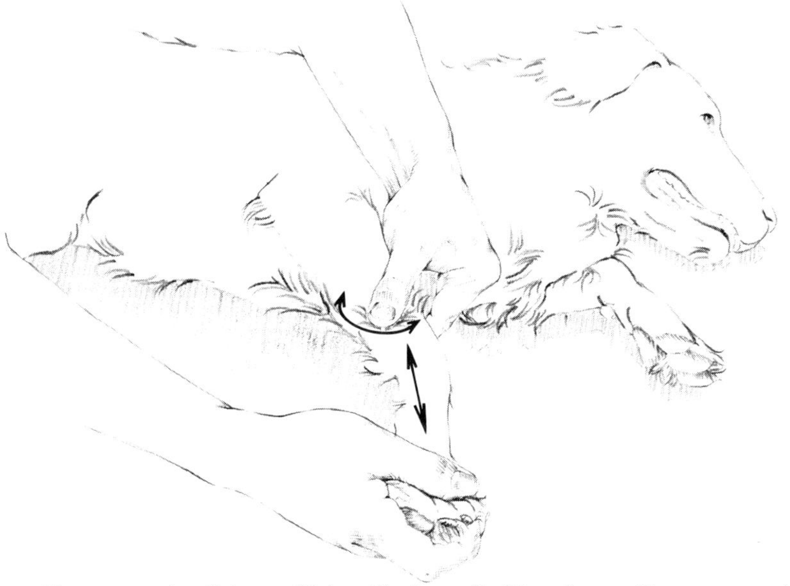

Kneten Sie quer zu den Sehnen. Halten Sie dann die Pfote fest und beugen, strecken und drehen Sie sie nach innen, um die Sehnen in diesem Bereich zu entspannen.

2. Das Vorderbein
Halten Sie die Pfote in einer Hand und massieren Sie zwischen Daumen und Zeigefinger der anderen etwa eine Minute mit kreisenden Knetbewegungen die langen Strecker- und Beugermuskeln (Extensoren und Flexoren) des Vorderbeins. Tasten Sie das Glied mit der rechten Hand und führen Sie mit rhythmischen Kreisbewegungen eine tiefe Knetmassage aus.

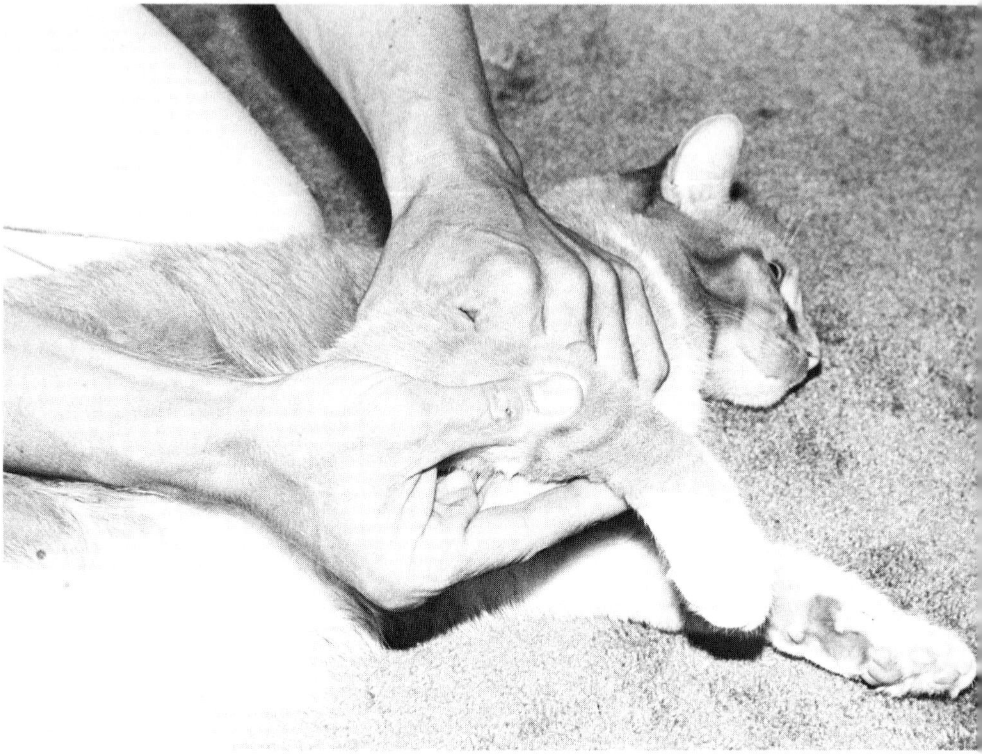

Bewegen Sie das Bein hin und her, damit das Glied am Ellbogen gebeugt und gestreckt wird.

Kneten Sie die Umgebung des Ellbogengelenks, an dem viele Muskeln angreifen.

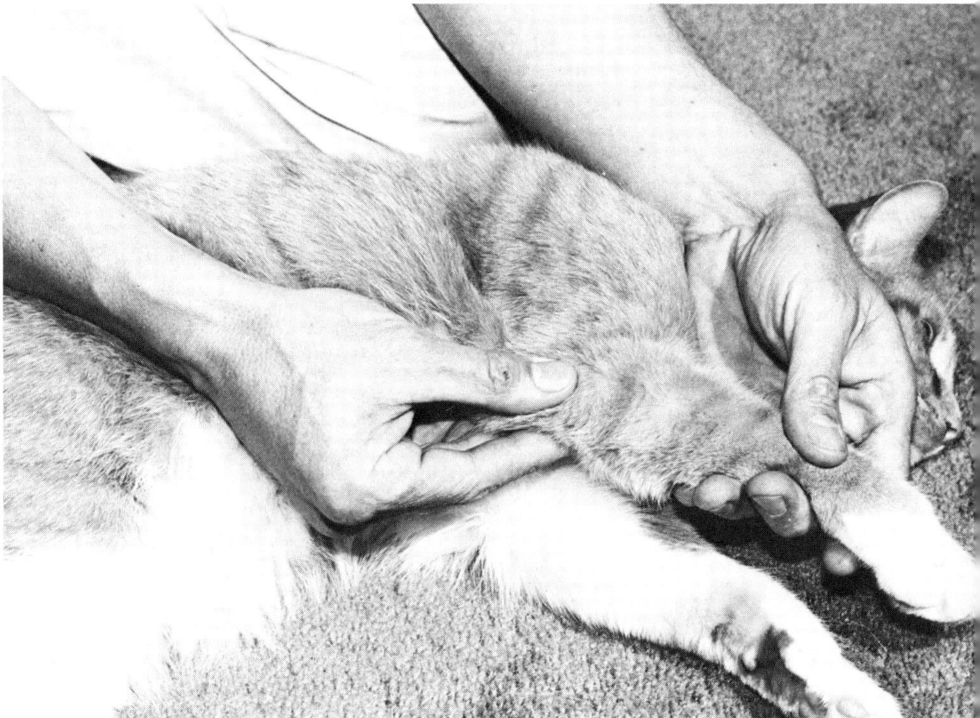

Arbeiten Sie von der Handwurzel in Richtung Ellbogen. Ziehen und schieben Sie zuletzt das Bein, so daß das Glied am Ellbogen gebeugt und gestreckt wird, nachdem Sie zunächst am Ellbogen, an dem verschiedene Muskeln angreifen, einige tiefe Streichungen und Knetungen ausgeführt haben. Dies trägt zur Lockerung des Ellbogengelenks bei, bei dem es vor allem bei älteren und schweren Tieren zu chronischen Lähmungserscheinungen kommen kann.
(Bei Hunden bildet sich manchmal am Ellbogen eine Schwiele. Begünstigt wird dies durch ein zu hartes Lager. Regelmäßige Massage kann hier Abhilfe schaffen und eventuell einer chronischen Schleimbeutelentzündung vorbeugen.)

3. Die Schulter

Während Sie das Vorderbein im Bereich von Elle und Speiche gut festhalten, massieren Sie etwa eine Minute lang Trizeps, Bizeps und die übrigen Muskeln über dem Oberarmbein. Benutzen Sie auch hier wieder Finger und Daumen und arbeiten Sie mit rhythmischen, kreisförmigen Knetbewegungen (Knetmassage; siehe Skizze Seite 53 oder 59).

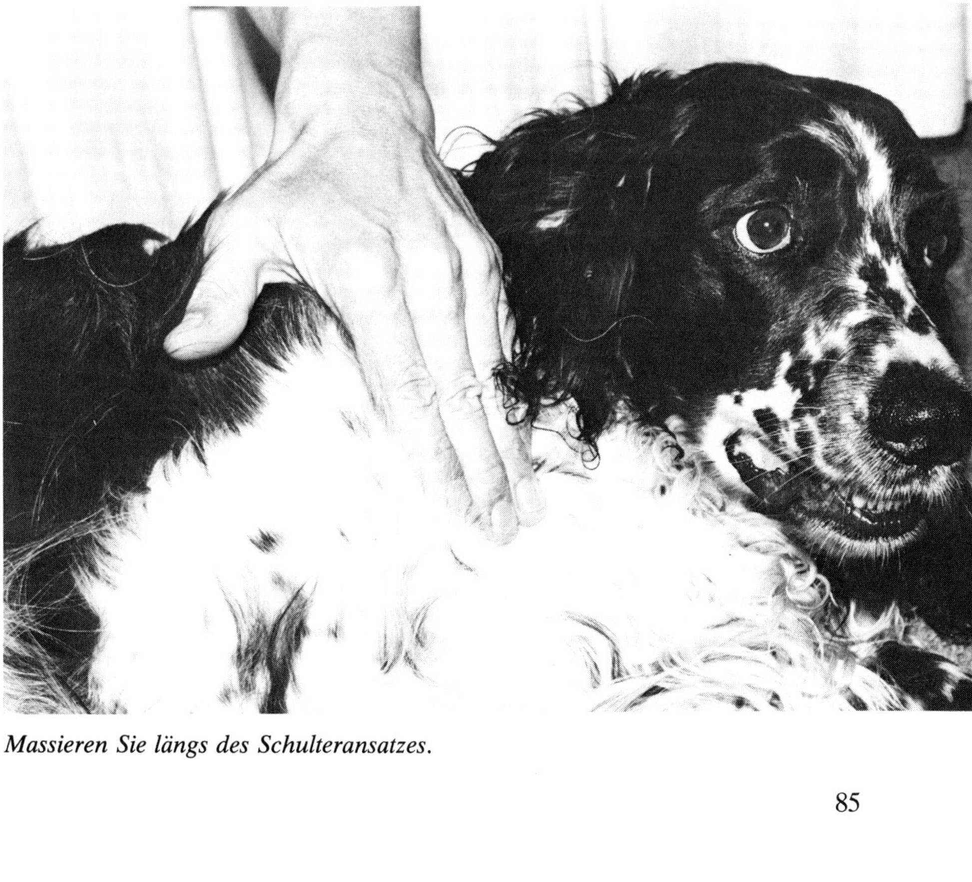

Massieren Sie längs des Schulteransatzes.

Gehen Sie vom Ellbogen zur Schulterhöhe, wobei Sie das Bein beugen und strecken, um die Schulterhöhe lokalisieren zu können. Achten Sie bei der Massage ganz besonders auf die Schulterhöhe. Wie bei jedem Gelenk sollte man auch hier wiederholt und langsam mit Druck über die dort befindlichen Muskeln und Sehnen streichen, um die Muskeln an diesen kritischen Befestigungspunkten zu entspannen und zu tonisieren. Wenn der Schultergürtel verspannt ist, führen Sie zuerst langsame Streichungen durch, dann eine kreisende Fingerkuppenmassage und zuletzt eine in die Tiefe wirkende Knetmassage.

4. Das Schulterblatt (Scapula)

Während das Tier wiederum auf der Seite liegt, massieren Sie auch hier etwa eine Minute die über dem Schulterblatt liegenden Muskeln mit tiefen, langsamen Kreisbewegungen. Gebrauchen Sie bei Katzen und kleinen Hunden die Fingerkuppen, bei größeren Hunden die Finger und die Hand. Stellen Sie die Lage des Schulterblatts fest, indem Sie nach der oberen Kante und der in der Mitte des Schulterblatts liegenden Schulterblattgräte tasten, zu deren beiden Seiten die Schultermuskeln liegen.

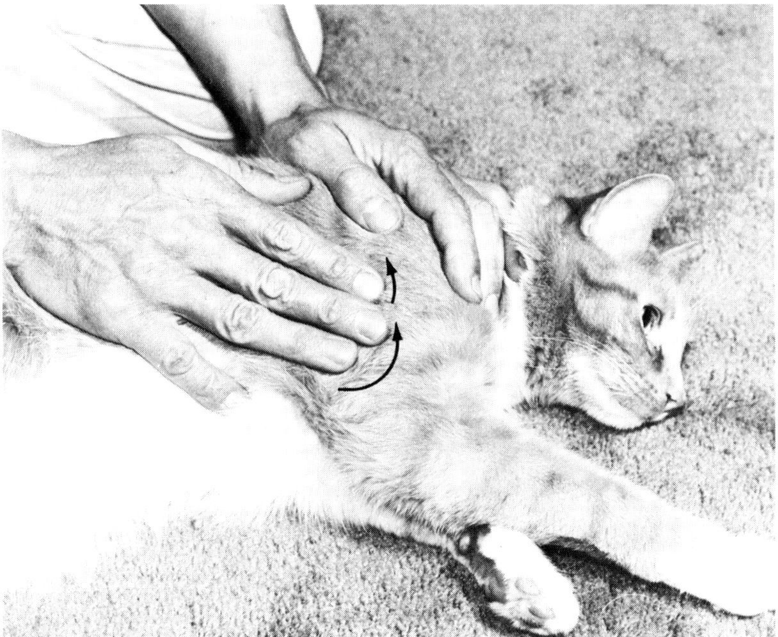

Massieren Sie die über dem Schulterblatt (Scapula) liegenden Muskeln mit tiefen, langsamen Kreisbewegungen. Gebrauchen Sie bei Katzen und kleinen Hunden die Fingerkuppen, bei größeren Hunden die Finger und die Hand.

Wenden Sie schließlich an den Ki-Punkten der Schulter und des Vorderbeins Akupressur an und schließen Sie mit einigen oberflächlichen Streichungen. Drehen Sie dann das Tier um und wiederholen Sie das Ganze auf der anderen Seite.

Schritt 5: Brust und Unterleib

5. Die Brust

Legen oder setzen Sie das Tier seitlich vor sich hin. Bei größeren Hunden wird es nicht möglich sein, den schmalen Brustbereich mit einer Hand zu umfassen und zu kneten. Wenden Sie in diesem Fall erst auf der einen Seite und dann auf der anderen Fingerkuppenmassage an. Legen Sie Ihre Linke auf Kopf, Schulter oder Hüfte des Tiers, damit es die ganze Zeit über ruhig und entspannt bleibt.

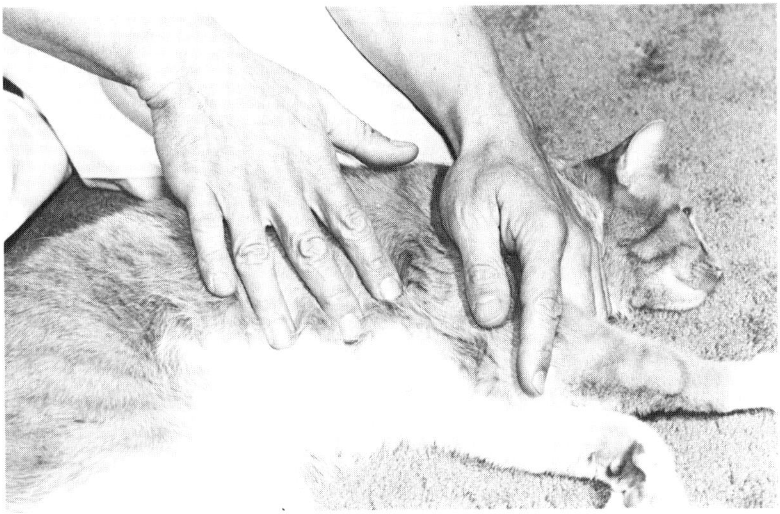

Eine langsame, kreisförmige Fingerspitzenmassage mit gespreizten, flach aufgesetzten Fingern oder der Handfläche über den ganzen Brustbereich. Beginnen Sie direkt hinter dem Schulterblatt.

Beginnen Sie dann mit einer langsamen, kreisenden Fingerkuppenmassage, die etwa eine Minute dauern sollte. Arbeiten Sie mit gespreizten, flach aufgesetzten Fingern oder den Handflächen über die ganze Brust; beginnen Sie direkt hinter dem Schulterblatt. Sie massieren dabei den fächerförmigen breiten Brustmuskel. Setzen Sie diese sanfte Knetung oder kreisförmige Fingerkuppenmassage über den ganzen Brustbereich Ihres Tiers fort. Wenn das Tier sitzt, können Sie beide Seiten des Brustkorbs gleichzeitig behandeln.

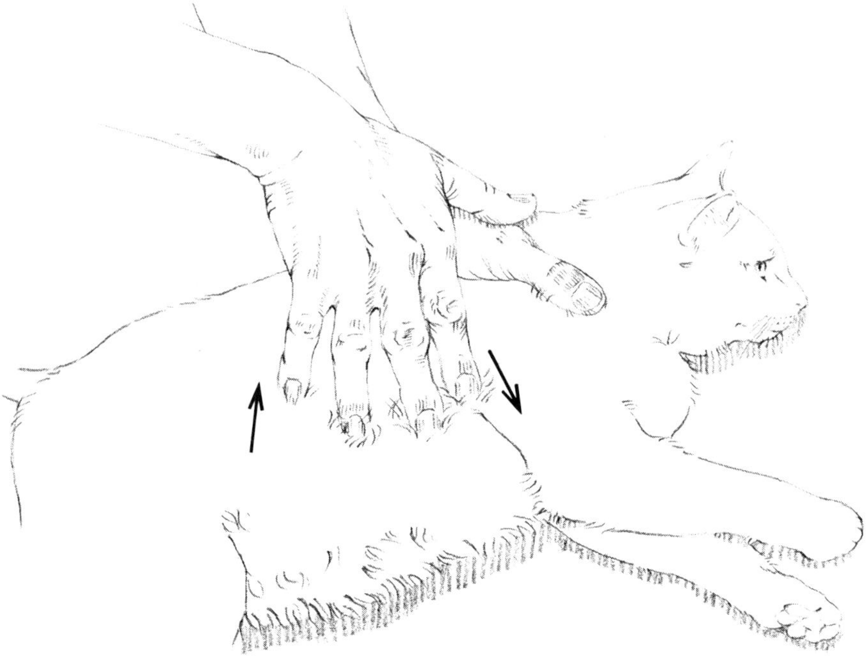

Massieren Sie zwischen den Rippen mit vibrierenden Auf- und Abwärtsbewegungen, um die Muskeln im Zwischenrippenbereich zu stimulieren.

Massieren Sie zwischen den Rippen mit vibrierenden Auf- und Abwärtsbewegungen eines Fingers, um die Muskeln im Zwischenrippenbereich zu stimulieren. Folgen Sie jeder Rippe von der Wirbelsäule bis zum Übergang in das Brustbein (Sternum). Schließen Sie mit einigen leichten Streichungen über die Rippen, wobei Sie dem Strich des Fells folgen.

6. Der Unterleib

Sie können den Unterleib mit beiden Händen massieren, aber bei kleineren Tieren ist es vielleicht besser, wenn Sie den Unterleib zwischen den gespreizten, flach aufgesetzten Fingern einerseits und dem Daumen andererseits halten.

Führen Sie langsame, sehr sanfte Knetbewegungen aus, wobei Sie den Druck zwischen Daumen und Fingern vorsichtig verringern und erhöhen. Vermeiden Sie jeden übermäßigen Druck oder Bohren mit den Fingern. Tun Sie dies eine Minute lang. Bei größeren Hunden massieren Sie den Unterleib mit Streichungen der flach aufliegenden Hände erst auf der einen Seite; dann, nachdem Sie das Tier umgedreht haben, auf der anderen Seite. Wenn der Hund sitzt, können Sie mit beiden Händen gleichzeitig auf beiden Seiten des Unterleibs arbeiten.

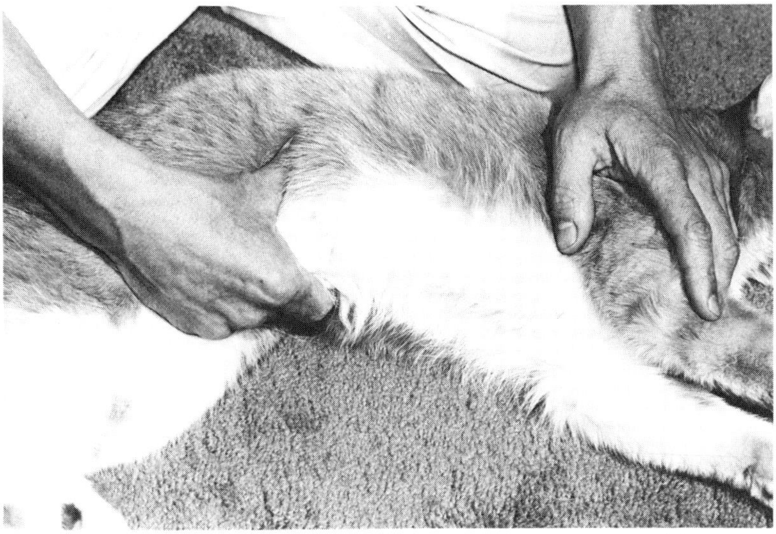

Halten Sie den Unterleib zwischen den flach gespreizten Fingern auf der einen Seite und dem Daumen auf der anderen.

Druck in der Nähe des Beckens kann unangenehm sein, wenn das Tier eine volle Blase oder eine Blasenentzündung hat. Im Bereich der Lendenwirbel kann eine beulenartige Verdickung vorhanden sein. Dies ist sehr wahrscheinlich eine der Nieren des Tiers und weiter kein Grund zur Beunruhigung. Schmerzen an dieser Stelle können allerdings auf eine Nierenerkrankung hinweisen (siehe Kapitel 7).

Schritt 6: Hüfte und Hinterbein

Die Massage läuft hier genauso ab wie beim Vorderbein und dauert ebensolange. Kneten Sie also zuerst den Fuß, während Sie das Bein mit der anderen Hand festhalten. Halten Sie dann mit einer Hand den Fuß

Kneten Sie den Fuß mit der einen Hand, während Sie mit der anderen das Bein festhalten.

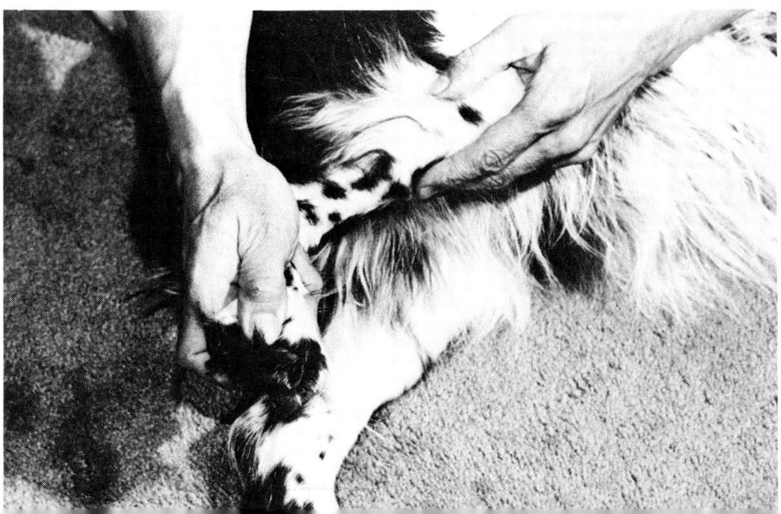

und massieren Sie mit der anderen das Bein aufwärts. Beachten Sie die anatomischen Unterschiede zwischen Vorder- und Hinterbein. Massieren Sie im Bereich des Sprunggelenks (Tarsus) und längs der Achillessehne, vor allem dort, wo sie am Sprunggelenk angreift, besonders sorgfältig. Massieren Sie außerdem zwischen Fingern und Daumen die Bänder des Kniegelenks und der Kniescheibe (Patella).

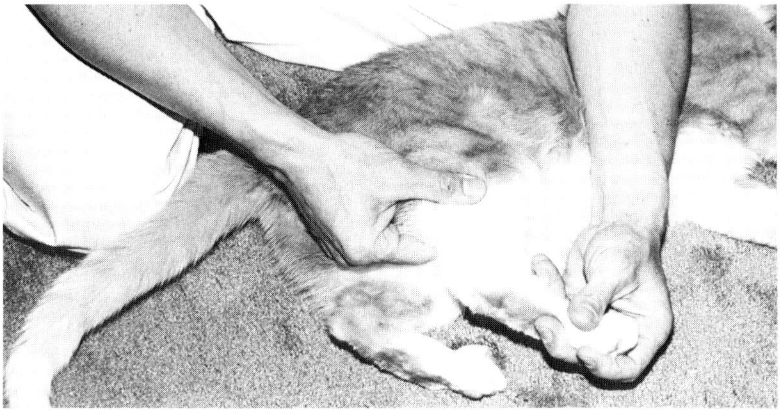

Massieren Sie zwischen Fingern und Daumen die Bänder des Kniegelenks und der Kniescheibe.

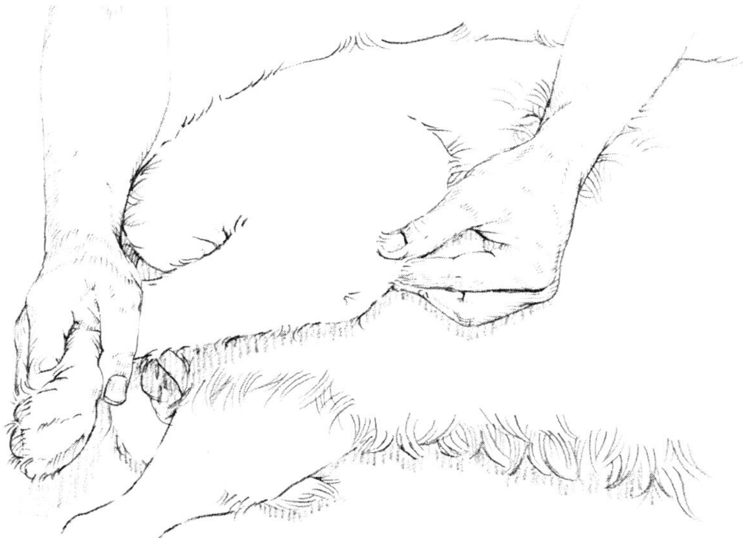

Massieren Sie besonders sorgfältig im Bereich des Sprunggelenks und längs der Achillessehne, vor allem dort, wo sie am Sprunggelenk angreift.

Der Oberschenkel

An den Muskeln des Oberschenkels, d. h. dem zweiköpfigen Oberschenkelmuskel (Musculus biceps femoris), dem schlanken Schenkelanzieher (Musculus gracilis), dem Halbsehnenmuskel (Musculus semitendineus) und dem langen Schenkelanzieher (Musculus adductor longus), ist eine recht gründliche Knetmassage möglich (siehe Skizze Seite 53 oder 59). Strecken und beugen Sie das Bein gelegentlich, während Sie diese Muskeln bearbeiten. Wenn Sie an der Innenseite des Oberschenkels kräftig mit den Fingern gegen den Knochen (Femur) drücken, können Sie deutlich den Pulsschlag fühlen. Dies ist die Oberschenkelarterie, an der meist der Puls eines Tiers gemessen wird.

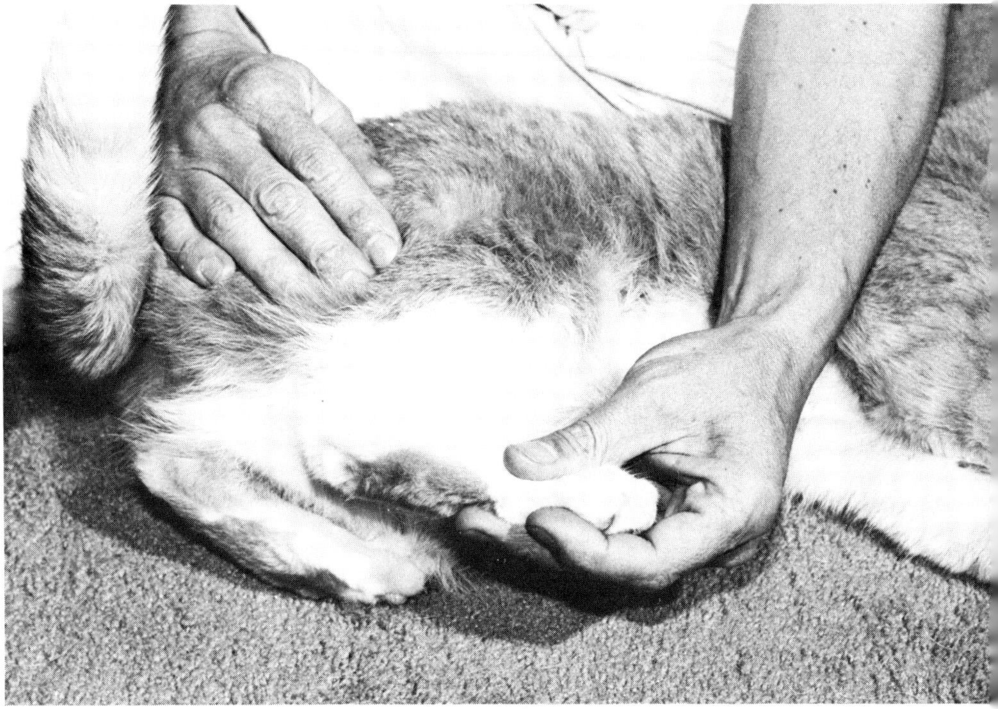

Strecken und beugen Sie das Bein gelegentlich, während Sie die Oberschenkelmuskeln bearbeiten.

Ertasten Sie das Hüftgelenk, indem Sie das Hinterbein beugen und strecken; massieren Sie die Hüftgegend mit den Fingerspitzen in kreisenden Bewegungen. Lassen Sie eine Akupressur an den Ki-Punkten des Hinterbeins folgen. Geben Sie mit der Handfläche und den flachaufgesetzten Fingern einige leichte Streichungen, drehen Sie das Tier dann um und massieren Sie das andere Hinterbein.

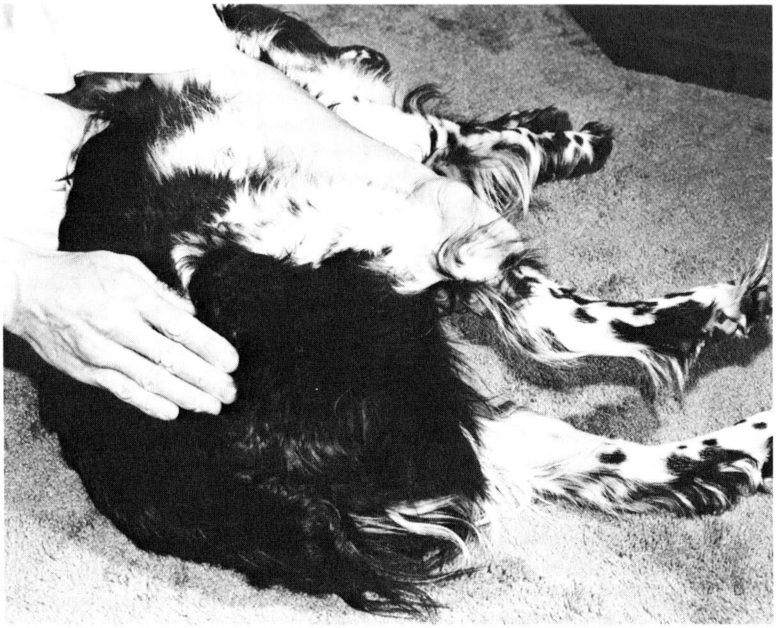

Lage des Hüftgelenks

Abschluß

Beschließen Sie die normale Massagebehandlung mit langsamen Streichungen der Handfläche und der Finger. Gehen Sie vom Kopf den Rücken hinab zum Kreuzbein, von der Hüfte zum Hinterfuß und von der Schulter zur Vorderpfote. Reden Sie etwa eine halbe Minute lang ruhig und liebevoll mit Ihrem Tier. Es ist nicht notwendig, diese Abschlußstreichungen auf der anderen Seite zu wiederholen.

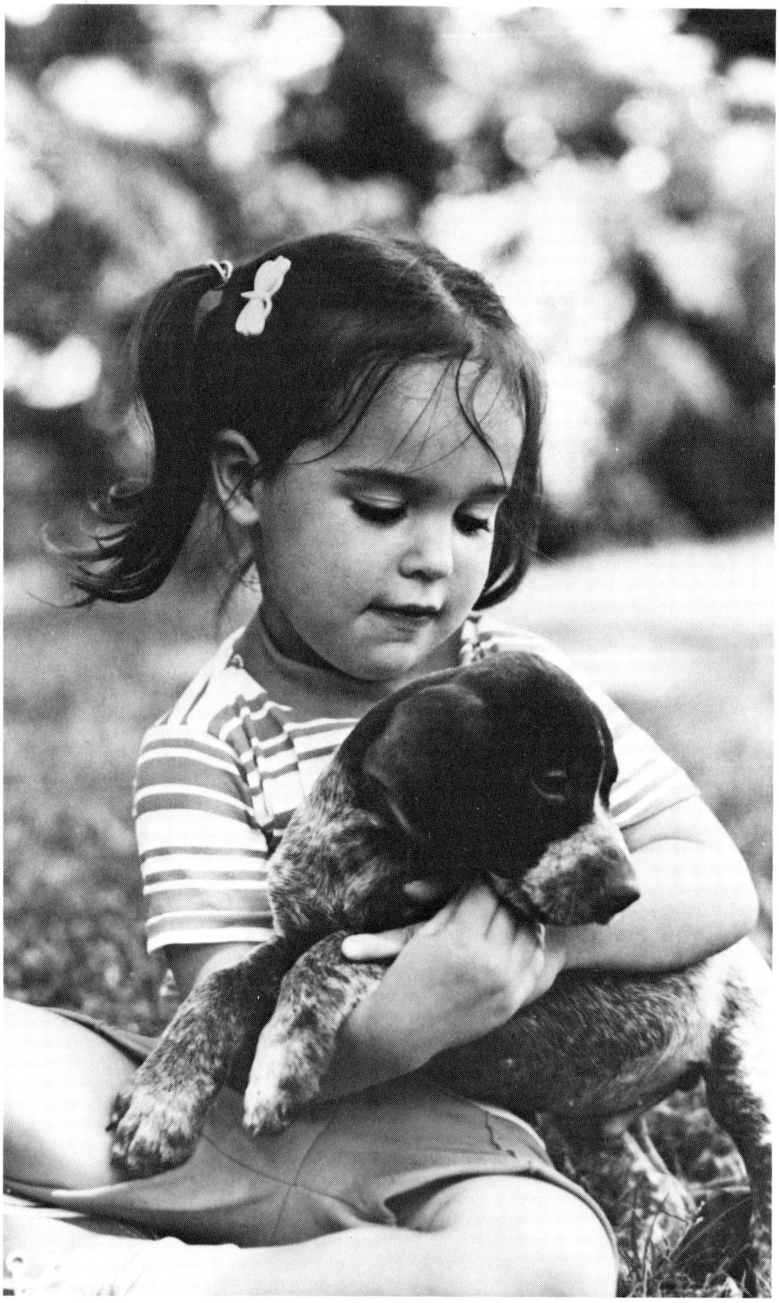

7 *Diagnostische Massage*

Es ist eine altbekannte Tatsache der veterinärmedizinischen Praxis, daß Tierhalter ihre Haustiere immer wieder erst Tage, ja Wochen nach dem Ausbruch einer Krankheit zum Arzt bringen. Früher konnte mich dies sehr wütend machen, und ich war überzeugt, daß nicht wenige Tierhalter einfach sorglos und gleichgültig sind. Im Laufe der Zeit entdeckte ich jedoch, wie betroffen diese Leute in Wirklichkeit waren und wie schuldig sie sich fühlten, wenn ich ihnen erklärte, daß sich durch die verlorene Zeit alles unnötig verschlimmert habe, und ich mußte meine Meinung vollständig ändern.

Tierhalter sind ganz und gar nicht sorglos und gleichgültig – im Gegenteil. Ich stellte allerdings fest, daß zu wenige von ihnen es sich angewöhnt hatten, ihre Katze oder ihren Hund *einmal in der Woche* sorgfältig zu untersuchen. Ich meine hier nicht die wöchentliche oder tägliche Pflege mit der Bürste; das genügt nicht. Sie müssen mit Ihren Händen fühlend «sehen». Ihre Finger müssen untersuchen. Und was würde sich hierfür besser eignen als eine diagnostische Massage, die beruhigt und gleichzeitig Befunde liefert? Natürlich läßt sich durchaus auch während der normalen Massage eine Erkrankung entdecken, wenn ein Druck oder ein Handgriff eine Schmerzreaktion auslöst. Daher kann die reguläre Massage sicherlich von diagnostischem Nutzen sein; was aber wirklich nötig ist und was Sie Ihrem Tier mindestens einmal in der Woche gönnen sollten, ist eine gründliche diagnostische Kurzmassage.

Eine diagnostische Massage nimmt viel weniger Zeit in Anspruch als die normale Massage. Sie können die meisten der tiefen Handgriffe anwenden, die beim allgemeinen Massageprogramm für Hunde und Katzen beschrieben sind, und einfach nach auffälligen Befunden tasten. Je erfahrener Sie werden, desto kürzer wird die diagnostische Massage und desto leichter und feinfühliger wird Ihr Griff.

Wonach müssen Sie suchen? Zu beachten ist alles, was auf *Schmerzen, Erwärmung, Schwellung oder Atrophie (Schrumpfung)* hinweist. Wenn Sie nicht sicher sind, ob im fraglichen Bereich eine Schwellung oder Schrumpfung vorliegt, vergleichen Sie sie mit dem entsprechenden Bereich auf der anderen Seite des Tiers. Bedenken Sie bitte auch folgendes: Ihr Tier gewöhnt sich durch die diagnostische Massage an die Untersuchung, und es wird dadurch für den Tierarzt leichter, das Tier zu untersuchen und zu behandeln.

Diagnostische Massage

Benutzen Sie die gleichen tastenden und forschenden Fingerbewegungen wie bei der kreisförmigen Fingerspitzenmassage und der Knetmassage, die im vorangegangenen Kapitel beschrieben sind; gehen Sie nach dem üblichen Schema vor (siehe Seite 65), das für die allgemeine Massage angegeben ist, damit Sie kein Körperteil vergessen. Betasten Sie bei Rüden auch die Hoden, um eine Schwellung oder Atrophie festzustellen. (Dies gehört nicht zur allgemeinen Massage.)

Wenn Sie an einem Diagnosepunkt etwas Ungewöhnliches entdecken, fragen Sie Ihren Tierarzt um Rat. Versuchen Sie nicht, ohne ärztliche Kontrolle selbst etwas zu unternehmen, und geben Sie keine Massage mehr, bis es Ihr Tierarzt Ihnen wieder erlaubt.

Kopf und Hals

Achten Sie besonders darauf, wie Ihr Tier auf Druck an einem der Diagnose- oder Schmerzpunkte reagiert, die im folgenden kurz beschrieben werden.

Prüfen Sie auch, ob an Nase, Augen und Ohren ein Ausfluß feststellbar ist, der auf eine örtliche Infektion oder Entzündung hinweisen könnte. Bei Katzen und Hunden kann ein solcher Ausfluß eine lebensgefährliche Erkrankung anzeigen, die unbedingt behandelt werden muß. Entfernen Sie den Ausfluß mit angefeuchteter Watte.

1. Das Ohr

Die Ohrbasis ist eine diagnostische Schlüsselstelle. Wenn das Tier dort bei Finger- oder Daumendruck Schmerz empfindet, kann es sich um eine Ohrenentzündung (Otitis) handeln. Heftiges Kopfschütteln oder Kratzen des Ohrs mit einem Hinterbein kann völlig harmlos sein; es kann aber auch bedeuten, daß Ihr Tier Ohrmilben oder eine Ohrenentzündung hat und zum Tierarzt muß. Teeriger, brauner Ausfluß ist ein sicheres Zeichen für Milben, besonders bei Katzen. Führen Sie vorsichtig einen Tupfer in den Gehörgang ein. Beim Herausziehen darf kein unangenehmer Geruch auftreten oder etwas anderes als ein wenig farbloses Ohrenschmalz anhaften.

Befühlen Sie beide Ohrlappen. Wärme oder Schwellung kann bedeuten, daß Ihr Tier eine Blutbeule oder einen Bluterguß (Hämatom) hat; diese wird schließlich resorbiert und bringt das Ohr zum Einschrumpfen. Solche Blutbeulen sind häufig bei Ohrmilben oder Entzündungen des Ohrenkanals zu beobachten; sie sind auf das heftige Kopfschütteln und Kratzen

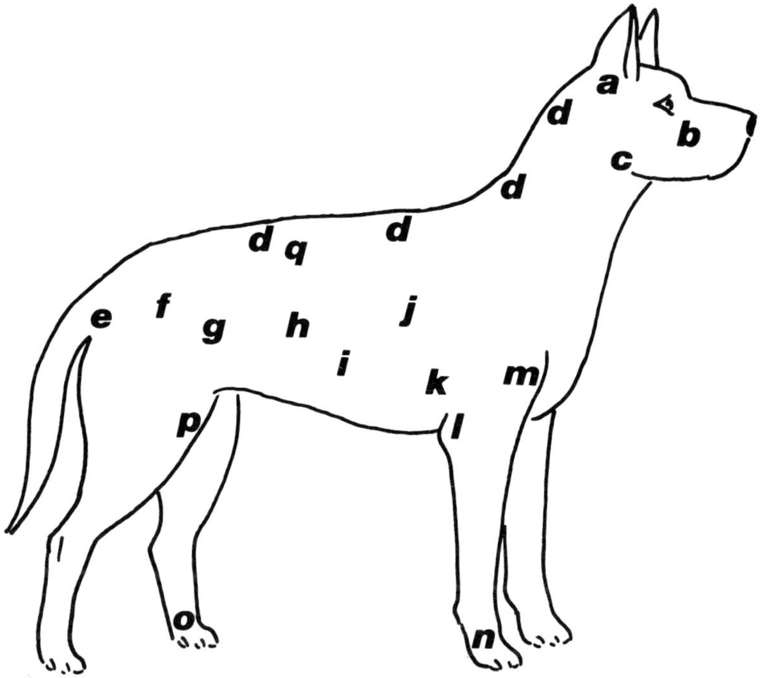

Einige der diagnostischen Schmerzpunkte beim Hund (bei der Katze ähnlich).
Druck an diesen Stellen löst eine Schmerzreaktion aus:

a) Ohr – Ohrenentzündung (Otitis)
b) Zahnabszeß oder Zahnfleischentzündung (Gingivitis)
c) Rachenkatarrh (Pharyngitis) oder Mandelentzündung (Tonsillitis)
d) Längs des Rückens – Bandscheibenvorfall (Nucleus-pulposus-Hernie), Gelenkentzündung (Arthritis)
e) Analdrüsenentzündung oder -einklemmung (Hidradenitis oder Inkarzeration)
f) Hüftarthritis oder Hüftgelenkverformung (Hüftgelenksdysplasie)
g) Blasenentzündung (Cystitis) oder -verschluß (Obstructio vesicae urinariae)
h) Unterleibsschmerz – Verschluß durch Fremdkörper, Infektion, Bauchfellentzündung (Peritonitis)
i) Schmerzen im unteren Abdomen – Leberentzündung (Hepatitis), Bauchspeicheldrüsenentzündung (Pankreatitis)
j) Brustbereich – Brustfellentzündung (Pleuritis), Lungenentzündung (Pneumonia)
k) Herzgegend – Herzbeutelentzündung (Perikarditis), Entzündung der Herzinnenhaut (Endokarditis)
l) Ellbogengelenk – Entzündung (Arthritis), Schleimbeutelentzündung (Bursitis)
m) Schulter – Gelenkentzündung (Arthritis)
n) Vorderpfote – Fremdkörper, Zyste (mit Flüssigkeit angefüllter Hohlraum im Gewebe) oder von l, m, k oder d ausstrahlender Schmerz
o) Hinterpfote – Fremdkörper, Zyste oder von p, f, g oder d ausstrahlender Schmerz
p) Knie – Kniescheibenluxation (Patellarluxation) oder Kreuzbandriß (Ruptur des Ligamentum decussatum)
q) Nierengegend – Nierenentzündung (Nephritis)

des Tiers zurückzuführen. Blutbeulen müssen tierärztlich behandelt werden, damit sie nicht größer werden.

2. Der Hals
Schmerzen oder Druck im Nacken können bedeuten, daß Ihr Tier ein Bandscheiben- oder ein sonstiges Wirbelsäulenleiden hat, vor allem wenn ihm das Laufen offensichtlich Schmerzen bereitet oder wenn es bevorzugt ein Vorderbein belastet. Sagen Sie das beim nächsten Besuch Ihrem Tierarzt. Leidet das Tier erkennbar unter starken Schmerzen, gehen Sie sofort zum Arzt.
Betasten Sie den Bereich um die Kehle und hinter den Kieferwinkeln sehr vorsichtig. Versuchen Sie, die Lymphknoten im Halsbereich zu finden (siehe Skizzen Seite 103). Bei Hunden und Katzen liegen sie fast genauso wie bei uns, und wie beim Menschen schwellen sie bei Halserkrankungen oder anderen Leiden an. Bei deutlich wahrnehmbarer Schwellung auf einer oder auf beiden Seiten oder bei plötzlicher Vergrößerung dieser Knoten ist ein Besuch beim Tierarzt angezeigt. Schwellungen in diesem Bereich können bedeuten, daß Ihr Tier Lymphkrebs hat.

3. Das Maul
Öffnen Sie das Maul Ihres Tiers und prüfen Sie das Zahnfleisch auf Schwellung und Rötung und die Zähne auf braunen Belag und Zahnstein. Dies kann einzeln oder zusammen zu Zahnfleischentzündung (Gingivitis) und Zahnausfall führen und muß vom Arzt überprüft werden. Wenn Ihr Tier chronische Zahnbeschwerden hat, bürsten Sie seine Zähne und massieren Sie das Zahnfleisch mit den Fingern.
Schmerzempfindlichkeit bei Druck gegen die Wurzeln der oberen Zähne kann besonders bei Katzen ein Anzeichen für die Entzündung einer Nasennebenhöhle (Sinusitis) oder für einen Zahnabszeß sein.

Brust, Unterleib und Rücken

1. Die Brust
Schmerz beim Massieren oder Abtasten der Brust (Thorax) kann ein Anzeichen einer Erkrankung im Bereich der Atemwege wie zum Beispiel eine Brustfellentzündung (Pleuritis) oder Lungenentzündung (Pneumonia) sein. Es kann auch bedeuten, daß das Tier einen Schlag gegen die Seite bekommen hat. Quetschungen sind bei einem Tier schwer festzustellen; Hauptanzeichen sind eine leichte Schwellung und Druckempfindlichkeit.

2. Der Unterleib
Wenn ein Tier unter Atembeschwerden leidet, kann dies viele Ursachen haben, beispielsweise eine Erkrankung des Herzens oder eine Infektion

der Atemwege. Wenn außerdem der Unterleib (Abdomen) geschwollen ist und das Tier eine schlechte Kondition hat, leidet es höchstwahrscheinlich an einer Herzinsuffizienz.
Mit leichter, regelmäßiger Massage und der Verabreichung von herzwirksamen Digitalispräparaten kann vielen altersschwachen Tieren bei solchen Leiden geholfen werden. Außerdem sind eine spezielle Diät und regelmäßige Arztbesuche angezeigt.
Der geschwollene Unterleib bei Herzinsuffizienz rührt von der Ansammlung von ascitischer Flüssigkeit (Ascites = Bauchwassersucht) her. Man fühlt diese als schwammige Masse mit der Innenfläche der einen Hand, wenn man die andere Flanke des Tiers mit einem Finger kräftig antippt. Ein geschwollener Unterleib kann natürlich auch Trächtigkeit bedeuten; nach fünf bis sechs Wochen sind die wachsenden Feten jedoch leicht zu fühlen und bei schlanken Tieren auch zu sehen, wenn die Mutter auf der Seite liegt.
Schmerzen und eine Schwellung des Abdomens können auch auf eine Bauchfellentzündung (Peritonitis) hinweisen, vor allem bei Katzen. Es kann aber auch ein Anzeichen von Blähsucht (Meteorismus) sein, einer bei Hunden, vor allem bei größeren Tieren, nicht selten tödlichen Erkrankung.
Eine kleine Schwellung in der Mittellinie – der Mitte des Abdomens – kann entweder der vernarbte Nabel oder ein Nabelbruch (Hernia umbilicalis) sein. Bei manchen Tieren kann man unter dem Fell einen großen Bruch fühlen. Dieser muß in der Regel korrigiert werden, da es zu einer Einklemmung der Eingeweide mit gefährlichen Komplikationen kommen kann.
Brüche können außerdem in der Leistengegend (Leistenbruch = Hernia inguinalis) vorkommen. Bei einer größeren Masse von weichem Gewebe, das zu verschwinden scheint, wenn es zurückgedrängt wird, handelt es sich meist um ausgetretene Gedärme. Eine operative Korrektur ist zu empfehlen. Eine ähnliche Masse ist bei Katzen in beiden Leisten zu fühlen. Dies ist jedoch nur unter der Haut und tiefer liegendes Fett, das bei ausgewachsenen Katzen ganz normal ist.
Wenn ich bei einem Tier eine diagnostische Massage durchführe, hebe ich meist auch die Hinterbeine hoch und prüfe die Symmetrie der Hüften. Wenn ein Bein kürzer ist als das andere oder ein Oberschenkel dünner, dann könnte eine Gelenkentzündung (Arthritis), eine alte Verletzung oder eine Hüftgelenkverformung (Hüftgelenksdysplasie) vorliegen. Sagen Sie dies Ihrem Tierarzt. Falls das Tier schwer atmet, wenn es in dieser Weise gehalten wird, sollten Sie sofort zum Arzt gehen, da es sich um einen Zwerchfellbruch (Diaphragmatozele) handeln kann.
Das Abdomen sollte sich beim Betasten weich und elastisch anfühlen.

Wenn das Tier plötzlich die Unterleibsmuskeln anspannt, kann dies bedeuten, daß Sie zu stark drücken, daß das Tier Angst hat oder daß im Bereich des Abdomens eine Erkrankung vorliegt, zum Beispiel eine schmerzhaft vergrößerte Leber, ein Eingeweideverschluß oder sogar ein Tumor. Wenn Sie im Zweifel sind, drücken und tasten Sie nicht weiter, da Sie zusätzliche Komplikationen verursachen könnten. Gehen Sie zum Tierarzt. Durch unkundige und unvorsichtige Manipulationen im Bereich des Unterleibs kann eine verschlossene Blase zerreißen, und dann besteht kaum noch Hoffnung für Ihr Tier. Empfindlichkeit im unteren oder hinteren Abdomenbereich in der Nähe des Beckenkamms ist oft ein Anzeichen für eine Blasen- oder Gebärmutterinfektion.
Führen Sie immer auch eine optische Prüfung der äußeren Geschlechtsorgane durch und befühlen Sie die Hoden. Die Genitalien sollten rosafarben und feucht sein und dürfen keinerlei verfärbten Ausfluß aufweisen. Bei Hunden ist freilich ein geringfügiger eitriger Ausfluß an der Vorhaut nicht ungewöhnlich und kein Grund zur Beunruhigung. Alarmzeichen, die ärztlichen Rat erforderlich machen, sind: bräunlicher Ausfluß bei Hündinnen und Katzen (kann eine Gebärmutterinfektion = Pyometra anzeigen); Vergrößerung eines Hodens (kann bedeuten, daß ein Tumor entsteht).
Bei der diagnostischen und normalen Massage von Hündinnen und Katzen sind stets auch die Brustwarzen und das Drüsengewebe sorgfältig zu untersuchen. Drücken Sie jede Warze und achten Sie auf bräunlichen oder grünlichen Ausfluß, der auf eine Infektion hinweisen kann. Eine Anschwellung des Drüsengewebes kann eine Schwangerschaft oder eine Scheinschwangerschaft anzeigen; es kann aber auch ein Anzeichen für die Entwicklung eines Tumors sein. Bei einem ausgeprägteren Tumor sind in der Brust harte Knoten feststellbar. Hier sind chirurgische Maßnahmen erforderlich, um eine Ausbreitung des Tumors auf innere Organe zu verhindern. Die routinemäßige diagnostische Massage kann zur Früherkennung von Brusttumoren und Brustkrebs beitragen und gibt Ihrem Tier bessere Heilungschancen.

3. Der Rücken

Empfindlichkeit an einem der Ki-Punkte (siehe Skizze Seite 35) entlang des Rückens kann auf einen Bandscheibenvorfall (Nucleus-pulposus-Hernie) oder eine innere Erkrankung hinweisen, etwa eine Nierenentzündung (Nephritis). Schmerzen im Rückenbereich können ausstrahlende Schmerzen aufgrund einer inneren Störung sein. Ein klassisches Beispiel hierfür ist beim Menschen die Angina pectoris, bei welcher der Schmerz in der Achselhöhle und im Arm von einer Herzerkrankung herrührt.
Schmerzen bei der Massage im Bereich der Schwanzwurzel oder der

Lende können von eingeklemmten oder infizierten Analdrüsen (Hidradenitis) ausgestrahlt werden, was bei Hunden und Katzen relativ häufig ist. Schmerzen bei der Abgabe von Kot (Defäkation) oder beim Betasten der Beckenregion können ein Anzeichen von Verstopfung (Konstipation), für einen Tumor oder – bei Rüden – für eine Vergrößerung der Vorsteherdrüse (Prostata) sein. Am Rand des Afters bildet sich manchmal eine einseitige Schwellung; dies ist ein Bruch, der häufig durch ein starkes Pressen des Tiers entsteht, wenn die Defäkation durch eine Vergrößerung der Prostata erschwert ist. Bei all diesen Symptomen ist ein Besuch beim Arzt erforderlich.
Auch der Schwanz ist immer mit zu untersuchen, vor allem bei Katzen. Tasten Sie mit der Hand jeden einzelnen Wirbel. Schmerzen und/oder Verdickungen in diesem Bereich können auf eine Quetschung (beispielsweise durch eine zugeschlagene Tür) oder eine Bißwunde hinweisen. Diese Verletzungen müssen behandelt werden, um Komplikationen zu vermeiden.

4. Die Haut
Nach Abschluß der routinemäßigen diagnostischen Massage von Brustkorb, Unterleib und Rücken rubbeln Sie das Haar des Tiers und kneten die Haut zwischen Fingern und Daumen durch, um Tumore, äußere Parasiten und Anzeichen von Hautentzündungen (Ekzemen), Kahlheit (Alopezie) oder sonstigen dermatologischen Störungen festzustellen. Wenn sich die Haut nicht elastisch anfühlt, sondern so «stehen» bleibt, wie Sie sie gedrückt haben, ist das Tier sehr wahrscheinlich krank und leidet an Austrocknung, d.h. Entzug von Wasser bei Stoffwechselvorgängen (Dehydratation). Ein Besuch beim Arzt ist erforderlich.
Hautbereiche, die sich kalt anfühlen oder kahl werden, können auf eine Schilddrüsenunterfunktion oder eine andere hormonale Störung hinweisen. Sagen Sie dies Ihrem Arzt; durch geeignete Medikation läßt sich hier Abhilfe schaffen.
Zum Abschluß glätten Sie das Fell wieder, indem Sie mit den Handflächen und gespreizten Fingern kräftig vom Kopf zum Schwanz streichen.

Vorder- und Hinterbeine
Untersuchen Sie auch hier wieder jedes Bein, indem Sie es mit den Fingern abtasten und kneten. Beginnen Sie mit der Pfote und arbeiten Sie systematisch das Glied aufwärts und weiter zum Schulterblatt bzw. zur Hüfte.
Achten Sie sorgfältig auf heiße schmerzende Schwellungen, bei Katzen insbesondere im Bereich von Elle (Ulna) und Speiche (Radius). Es

handelt sich dabei höchstwahrscheinlich um Bißabszesse, die behandelt werden müssen, vor allem dann, wenn die Katze nicht mehr frißt und Fieber hat.

Diagnostisch wichtige Stellen bei der Untersuchung

- Schwellungen unter der Haut. Es kann sich um einen Bißabszeß handeln – oder um eine der vielen Formen von Krebs.
- Schmerzen oder Druckempfindlichkeit im Bereich der Ohren oder im Gesicht. Dies kann eine chronische Ohrenentzündung oder einen Zahnabszeß anzeigen.
- Empfindlichkeit entlang des Rückens. Dies kann auf eine Erkrankung der Nieren oder einen Bandscheibenvorfall hinweisen.

Achten Sie auf Schmerzen oder Schwellungen im Bereich der Gelenke oder Schmerzreaktionen beim Beugen und Strecken des Glieds. Dies können Anzeichen für eine Gelenkentzündung (Arthritis), für eine Verformung (Dysplasie) am Hüft- oder Ellbogengelenk oder für zerrissene Kreuzbänder (Ruptur der Ligamenta decussata) am Kniegelenk sein. Der Grad der Schmerzreaktion sagt Ihnen, ob Sie sofort zum Arzt müssen oder noch bis zur nächsten Routineuntersuchung warten können.
Nicht schmerzende Schwellungen (Ödeme) an den Gliedern sind ein Zeichen für eine Herzfunktionsstörung und lassen sich wie bei Menschen mit Massage und kochsalzarmer Diät erfolgversprechend behandeln. Ödematöse Schwellungen bilden bei Druck Grübchen, die nach Wegnahme des Fingers noch einige Sekunden bestehen bleiben. Wenn Sie eine solche Schwellung entdecken, prüfen Sie die Mundschleimhäute. Diese können eine mehr blaue als rosarote Farbe haben, was ein Hinweis auf unzureichende Blut- und Sauerstoffzufuhr ist (Zyanose). Selbstverständlich müssen Sie hier den Rat Ihres Tierarztes einholen. (Bei der Gelbsucht, die von Funktionsstörungen der Leber herrührt, haben diese Schleimhäute ein gelbliches Aussehen; bei Schockzuständen oder Blutarmut sind sie blaß, wobei sich die Blutgefäße der Lippen nach Fingerdruck nur zögernd wieder füllen bzw. wieder eine rote Farbe annehmen.)
Achten Sie auf alle Anzeichen von harten Schwellungen an den langen Knochen, besonders im Bereich der Knochenenden (Epiphysen). Vor allem größere Hunderassen wie die Dänischen Doggen neigen zu Knochenkrebs, der sich zunächst als Schwellung an einer der Extremitäten zeigen kann und zu Lahmheit des Tiers führt.
Heiße Stellen und Schmerzen zwischen den Zehengliedern können ein Anzeichen von Zysten in diesem Bereich sein, speziell wenn das Tier schon seit längerem an der Pfote leckt oder kaut.

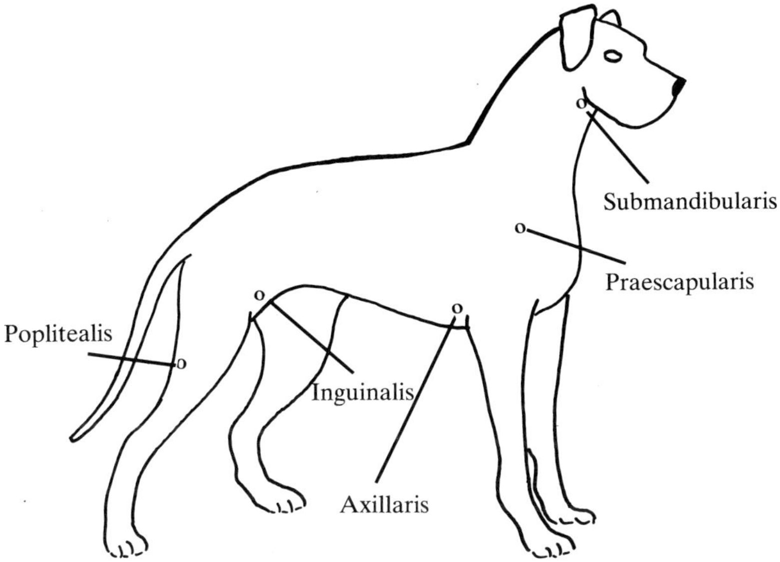

Lage der wichtigsten Lymphknoten beim Hund (von links nach rechts)

Die Lymphknoten

Machen Sie sich mit der Lage der größeren Lymphknoten vertraut und untersuchen Sie sie regelmäßig bei der wöchentlichen diagnostischen Massage.

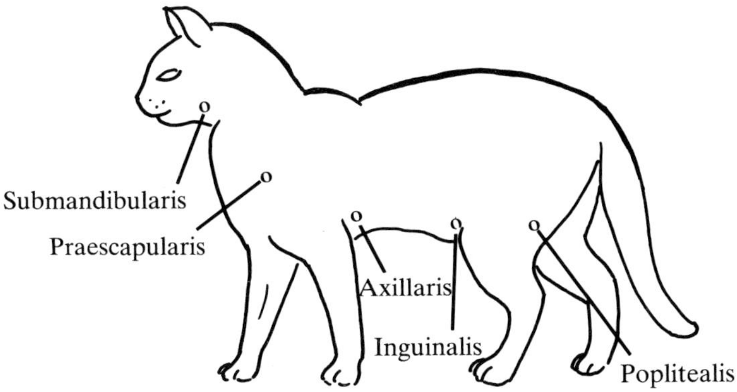

Lage der wichtigsten Lymphknoten bei der Katze (von links nach rechts)

Prüfen Sie die Drüsen im Bereich des Unterkiefers (Lymphonodus submandibularis), des Schulterblatts (L. praescapularis), der Achselhöhle (L. axillaris), der Leistengegend (L. inguinalis) und oberhalb des Sprunggelenks (L. poplitealis). Allgemeine Vergrößerung kann ein Anzeichen für Lymphkrebs sein; eine örtliche Vergrößerung im Bereich des Unterkiefers etwa oder des Schulterblatts weist dagegen eher auf eine lokale Infektion hin, zum Beispiel auf einen erkrankten Zahn oder eine Bißwunde an der Vorderpfote.

Akupressur
Es gibt in verschiedenen Körperzonen des Tiers eine Reihe von Ki-Akupunkturpunkten, an denen man entweder bei der Routinemassage oder im Rahmen der therapeutischen Massage die kreisförmige Fingerkuppenmassage anwenden kann (siehe Skizze Seite 35). Einige dieser Punkte werden Alarmpunkte genannt und sind für diagnostische Zwecke bei der Erkennung bestimmter Erkrankungen nützlich; andere werden Referenzpunkte genannt, die ebenfalls diagnostische Bedeutung haben.
Diese Referenzpunkte liegen über den Rücken verteilt im Zwischenrippenbereich nahe der Wirbelsäule. Sie können durch Fingerspitzen- oder Daumenballendruck auf den Lendenmuskel oder den langen Rückenmuskel zu beiden Seiten der Wirbelsäule stimuliert werden. Wenn einer dieser Punkte auffallend empfindlich ist, gehen Sie etwas behutsamer vor. Wenn die Empfindlichkeit bestehen bleibt und das Tier andere Zeichen von Krankheit aufweist, sollten Sie zum Arzt gehen.

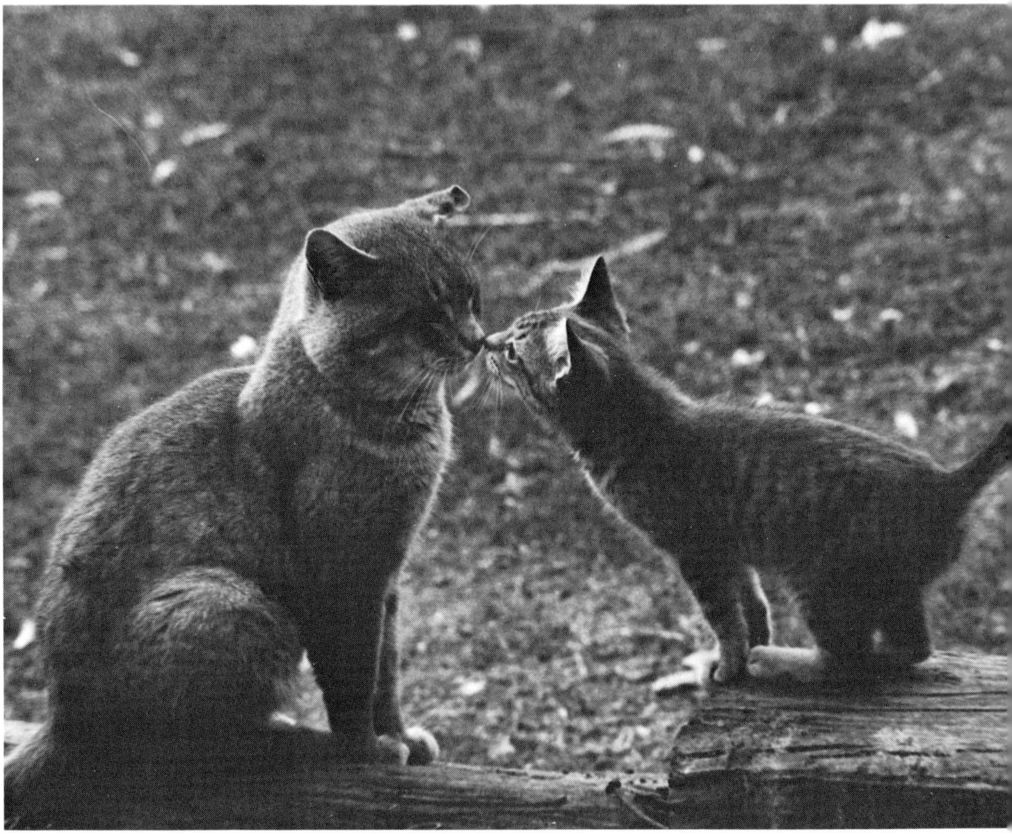

8 *Therapeutische Massage*

Da die normale Massage als Bestandteil der Gesundheitspflege oder der Präventivmedizin gelten muß, ist sie bei richtiger Anwendung bereits eine therapeutische Massage. Führen Sie also bei einer Erkrankung Ihres Tiers die in Kapitel 6 dargestellte allgemeine Massagefolge durch, wobei Sie nur einige Vorsichtsmaßnahmen beachten müssen, die ich Ihnen angeben werde; für bestimmte Krankheitsbilder gibt es daneben noch Sonderverfahren.

Die von mir entwickelte therapeutische Massage umfaßt drei Teile: Erstens die in Kapitel 6 dargelegte allgemeine Massagefolge. Zweitens eine Massagefolge für spezielle Krankheitsbilder. Drittens das Auflegen der «heilenden Hände», das nach Ansicht vieler Massage- und Psychotherapeuten das wirksamste dieser drei Verfahren ist. Von einer Massagetherapie sollten Sie jedoch absehen, wenn Ihr Tierarzt davon abrät oder wenn, wie nachfolgend angegeben, die Massagebehandlung den Zustand des Tiers noch verschlimmern könnte.

Wie Sie die langsame Streichmassage und die kreisende Fingerspitzenmassage durchführen, hängt ganz von der Erkrankung Ihres Tiers ab. In Frage kommt das gesamte Spektrum der Handgriffe wie langsame Streichmassage, kreisförmige Fingerspitzenmassage, Akupressur mit Daumen oder Finger, Knet- oder Tiefmassage und schnelle Strichmassage, wie es in Kapitel 6 beschrieben ist.

Beim Handauflegen legen Sie einfach die Hand auf, über oder unter die erkrankte oder verletzte Zone. Stellen Sie sich beim Einatmen vor, daß Sie den Schmerz, die Entzündung oder die Krankheit herausziehen, und denken Sie beim Ausatmen an die Lebenskraft oder Heilenergie (Ki), die über Ihre Hände in das Tier einströmt. Das Handauflegen ist anwendbar nach einer allgemeinen oder lokalen therapeutischen Massage, aber auch bei Tieren, deren Zustand jede Art von therapeutischer Massage verbietet, etwa bei schwerkranken, tief bewußtlosen Tieren oder bei Fieber, Schock, schweren Verletzungen, Infektionen und Vergiftungen.

Stellen Sie sich auch bildlich vor, wie der erkrankte Körperteil oder das betroffene Organ wieder in den gesunden Zustand zurückkehrt. Diese gedankliche Veranschaulichung ist eine der neuen Selbstheilungstechni-

ken, die heute das Interesse der Ärzte auf sich zieht. Sie kann auch vom Heiler angewandt werden.
Die in diesem Kapitel dargestellte allgemeine therapeutische Massage ist in folgenden Fällen hilfreich:

- Rekonvaleszenz (Genesung) nach Krankheiten
- Rekonvaleszenz nach chirurgischen Eingriffen
- Kreislaufstörungen, insbesondere Herzinsuffizienz im fortgeschrittenen Alter
- Schilddrüsenunterfunktion
- Fettleibigkeit
- Leberfunktionsstörungen
- Nierenfunktionsstörungen
- Erkrankungen des Muskel-Skelett-Systems, z. B. Verrenkungen, Verstauchungen, Hüftgelenksdysplasie

In manchen Fällen darf in der Nähe der schmerzenden Stelle nicht massiert werden. Die einzige therapeutische Maßnahme sollte das Auflegen der Hände und eine leichte Streich- und Fingerkuppenmassage sein. Zu diesen Erkrankungen, die in die Obhut des Arztes gehören, zählen u. a.

- frische Brüche
- Bandscheibenerkrankungen
- frische Verstauchungen und Muskel- und Bänderrisse
- akute Entzündungen, beispielsweise von Bißwunden oder Hautinfektionen (Massage könnte die Infektion ausbreiten)
- Schwellungen wie etwa Blutbeulen, Blutergüsse (Hämatome)
- Verdickungen der Lymphknoten
- Schnittverletzungen, Quetschungen, frische Hautabschürfungen und Narben
- alle Bereiche, die außergewöhnlich empfindlich sind (wenn Sie nicht herausfinden können, woran es liegt, bringen Sie Ihr Tier zum Arzt)

Massieren Sie niemals ein Tier mit Fieber, in einem Schock- oder extremen Schwächezustand oder nach einem Hitzschlag. Gehen Sie unverzüglich zu Ihrem Tierarzt oder zum örtlichen tierärztlichen Notdienst.

Massieren Sie nach chirurgischen Eingriffen nicht am Schnitt oder in dessen Nähe.
Legen Sie kranke oder geschwächte Tiere auf eine weiche Decke oder eine Schaumstoffunterlage. In kühlen Räumen tut dem Tier eine elektrische Heizdecke sicher gut und entspannt auch die Muskeln.

Stellen Sie sich bei der Massage so hin, daß Sie sich nicht zu sehr strecken oder beugen müssen. Sie müssen sich bei der Massage genauso wohlfühlen wie Ihr Patient.

Allgemeine therapeutische Massage

Gehen Sie nach der Reihenfolge und dem Zeitplan vor, wie es in Kapitel 6 beschrieben ist. Beachten Sie insbesondere folgendes:
Beginnen Sie mit dem Rücken und führen Sie dann die in Kapitel 6 beschriebenen Massagen durch. Wenden Sie in jedem Bereich Streichmassage, dann Fingerkuppenmassage, dann Knetmassage und schließlich Akupressur an; schließen Sie mit einigen Streichungen und dem Auflegen der Hände.

1. Langsame Streichmassage

Leiten Sie die therapeutische Massage mit langsamen Streichungen ein (siehe Kapitel 6). Das Tier gewöhnt sich an Ihre Berührung, und gleichzeitig können Sie Anzeichen von Wundsein oder Schwellungen feststellen, wie in Kapitel 7 über die diagnostische Massage ausgeführt wurde. Streichen Sie zunächst leicht und gemächlich, um das Tier zu beruhigen, und erhöhen Sie dann den Druck.
Die Streichmassage sollte bei kranken Tieren von der Peripherie zum

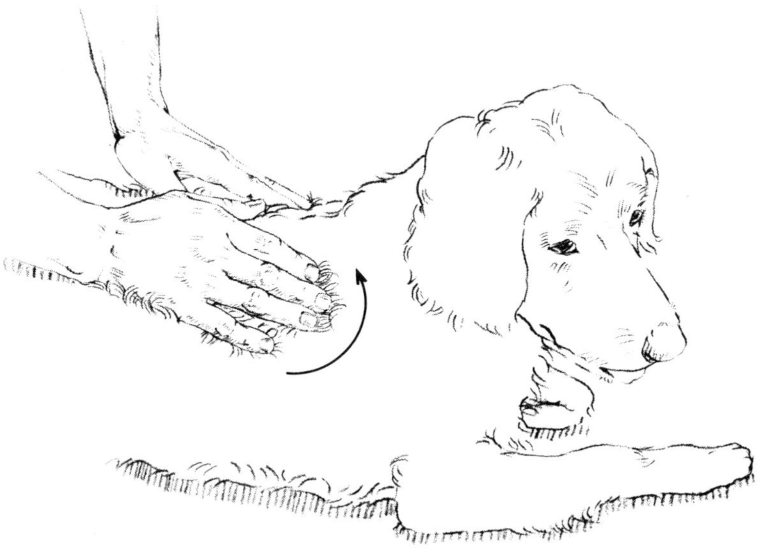

Die langsame Streichmassage sollte bei kranken Tieren von der Peripherie zum Zentrum hin erfolgen.

Zentrum erfolgen. Diese zentripetale Streichmassage von der Hüfte zur Brust und vom Hinterbein zur Hüfte wirkt belebend; die nachfolgende zentrifugale Streichmassage in umgekehrter Richtung wirkt beruhigend. Der Rhythmus bei leichteren Streichungen kann zwischen 15 und 30 pro Minute liegen, bei langsameren, tieferen Streichungen nicht über 5 bis 10 pro Minute. Massieren Sie in dieser Weise etwa fünf Minuten.
Bei nervösen, ängstlichen Tieren streichen Sie in gleichmäßigem, ruhigem Rhythmus, damit Sie ihnen keine Schmerzen zufügen. An den Beinen sollte die Massage immer vom Rumpf weg erfolgen; beginnen Sie also an der Hüfte oder Schulter und arbeiten Sie in Richtung der Füße. Eine langsame, gleichmäßige Massage wirkt entspannend, ein lebhafter Rhythmus belebend.
Bei genesenden und älteren Tieren, die unter chronischen Altersbeschwerden leiden, wenden Sie eine anregende, tonisierende Massage an. Geben Sie mehr kreisende Fingerkuppenmassage und weniger Streichmassage, um den venösen Rückstrom zum Herzen zu unterstützen. Der Rhythmus ist schneller, der Druck intensiver und kürzer.

2. Knet- oder Tiefmassage
Lassen Sie der Streich- und Fingerkuppenmassage eine Knetmassage folgen. Sie ist eine Kombination von Kneten, Drehen, Ziehen und Rollen der Haut, ausgeführt mit Fingern, Daumen und Handflächen (siehe Kapitel 6). Im Gegensatz zum sanften und langsamen Verschieben der Haut bei den mehr oberflächlichen Streichungen werden bei der Knetmassage Haut und Muskeln angehoben, gerollt, verdreht und gepreßt. Dies stimuliert sowohl die Muskeln als auch das Lymphsystem und löst Bindegewebsverwachsungen, Muskelverspannungen und gespannte Sehnen. Eine fünf- bis zehnminütige Behandlung ist ausreichend.
Für die Knetmassage muß der Patient völlig entspannt sein, da sonst ein in die Tiefe wirkendes Massieren sehr schwierig ist. Wenn die Knetmassage zu intensiv oder schmerzhaft ist, erfolgt als Abwehrreaktion eine Muskelkontraktion. Wenn Sie dies spüren, lassen Sie sofort nach und arbeiten mit weniger Druck weiter.
Durch tiefwirkende Knetmassage, die das Bindegewebe und die Fettpolster erreicht, bewirkt man zweierlei. Zum einen kann es wie beim Rolfing – einer von Ida Rolf entwickelten Tiefmassage – zur Freisetzung von im Fett eingelagerten Giftstoffen kommen (was zu äußerst unangenehmen Ausdünstungen durch die Haut und im Atem des Patienten führt). Zum zweiten erreicht man eine Stimulierung des Blutstroms in den Venen und der Lymphe im Lymphsystem.

3. Akupressur

Der nächste Schritt bei der allgemeinen therapeutischen Massage ist die Akupressur (siehe Kapitel 6 und 7). Vermeiden Sie an schmerzenden oder entzündeten Stellen Akupressur, bis Sie sich ganz sicher fühlen und Sie mit Ihren Fingern fühlend «sehen» können. Versuchen Sie dann sehr sanft, direkten, durchgehenden Druck am Akupressurpunkt anzuwenden. Drücken Sie mit Finger oder Daumen nicht zu stark. Ertasten Sie zunächst die runden, sich weich anfühlenden, aber scheinbar nur in der Vorstellung bestehenden Akupressurpunkte. Machen Sie suchende, kreisende Bewegungen, und der Punkt wird sich finden lassen. Führen Sie dann im Uhrzeigersinn kreisende Bewegungen aus; erhöhen Sie den Druck und halten Sie ihn etwa dreißig Sekunden aus, während Sie ausatmen und Ihr Ki in den Ki-Punkt des Patienten strömen lassen. Dies wirkt tonisierend und beschleunigt den Heilungsprozeß. Kreisbewegungen in umgekehrter Richtung bei gleichzeitigem Einatmen sollen nach Meinung einiger Akupressur-Therapeuten Entzündungen hemmen, da überflüssiges Ki abgezogen wird. Ich persönlich habe hier noch keinen Unterschied feststellen können; wichtig ist nur, daß die Ki-Punkte eine äußere Stimulierung erfahren.

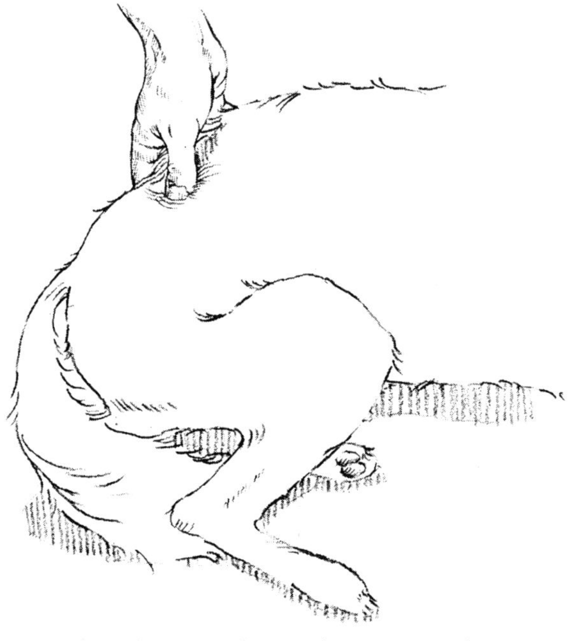

Wenden Sie vorsichtig direkten Druck am Akupressurpunkt an.

Wenn Sie das Gefühl haben, daß Sie diese Akupressurtechnik beherrschen, können Sie sie wie folgt in Ihr normales Massageprogramm einbauen: Geben Sie fünf Minuten Entspannungs- und Streichmassage, anschließend fünf Minuten allgemeine Knetmassage, dann fünf Minuten Akupressur. Widmen Sie sich dann fünf Minuten wie nachstehend beschrieben spezifischen Problembereichen. Schließen Sie mit fünf Minuten Abschlußbehandlung.

4. Lokale therapeutische Massage

Geben Sie Tieren mit besonderen lokalen Beschwerden wie Hüftgelenkarthritis oder Fußgelenkverstauchungen die in Kapitel 6 beschriebene Ganzkörpermassage, an die Sie eine therapeutische Teilmassage anschließen.

Widmen Sie sich der betreffenden Stelle, zum Beispiel einem wunden Knie oder einem arthritischen Hüftgelenk, etwa drei bis vier Minuten (Näheres hierzu im folgenden Abschnitt).

5. Kreisförmige Fingerspitzenmassage

Daran anschließend gebe ich gerne am ganzen Körper eine kurze Fingerspitzenmassage, die höchstens eine Minute dauert. Sie wird rhythmisch mit den Fingerkuppen und mäßigem Druck in engen Kreisbewegungen ausgeführt. Die Finger bleiben dabei die ganze Zeit auf einer Stelle der Haut. Man führt vier bis fünf schnelle, kleine Kreise aus und geht dann zu einem benachbarten Punkt der Haut weiter.

6. Abschluß der Folge

Beschließen Sie die therapeutische Massagefolge mit ganz leichten Streichungen, wobei Sie einfach mit den Händen sanft über den Rumpf und die Glieder streichen. Wenn Sie mögen, legen Sie dem Tier noch die Hände auf. Stellen Sie sich dabei einen gesunden, unversehrten Körper vor, der durch Ihre Pflege und Ihre Liebe wieder genesen ist.

Spezifische (lokale) Massagetherapie

Verstauchungen, Verrenkungen, gerissene Bänder und Muskeln, Arthritis, lokale Verletzungen durch Autos und andere Verletzungen sprechen auf eine gezielte Teilmassage sehr gut an, sobald die primären Heilprozesse einmal in Gang gekommen sind.

Durch fünf- bis zehnminütige therapeutische Teilmassage, die ein- bis zweimal täglich durchgeführt wird, können sich Verwachsungen des Bindegewebes lösen. Sie fördert außerdem den Austausch von arteriellem und venösem Blut sowie die Lymphzirkulation und beschleunigt dadurch den Abtransport von Schlackenstoffen und den gesamten Heilungsprozeß. Wenden Sie eine Kombination von kreisförmiger Fingerspitzenmas-

sage und tiefer Knetmassage an. Seien Sie an schmerzenden Stellen besonders vorsichtig und arbeiten Sie quer zur Lage der Muskeln und Sehnen, damit Sie optimale Wirkung erzielen.
Verstauchungen, chronische Arthritis, Hüftgelenksdysplasie: Massage ist hier nicht als Heilmittel anzusehen, lindert aber die Schmerzen des Tiers und vermindert die Steifheit, vor allem bei Anwendung am Morgen.
Hüftgelenksdysplasie kommt bei vielen Hunderassen ziemlich häufig vor, und die tägliche therapeutische Massage kann hier erhebliche Linderung herbeiführen. Führen Sie die vorhin beschriebene Massagefolge durch, d. h. fünf Minuten Entspannungsmassage durch Streichungen und fünf Minuten feste Knetmassage am ganzen Körper. Fahren Sie mit jeweils fünf Minuten tiefer Knetmassage und Akupressur an den Oberschenkeln, Hüften und dem Kreuz fort. Achten Sie besonders auf den Hüftgelenkbereich und schwache, atrophierende Muskeln an Hüfte, Oberschenkeln und in der Gegend des Kniegelenks. Strecken und beugen Sie zwischendurch immer wieder das Bein, um die Hinterbeinmuskulatur zu tonisieren und zu entspannen. Geben Sie zum Abschluß leichte Streichungen am ganzen Körper. Wenn Sie nicht genau wissen, wie sich ein bestimmter Bereich anfühlen muß, prüfen Sie dies auf der anderen, vermutlich gesunden Seite des Tiers. Wenn Sie Knochenvorsprünge fühlen, sollten Sie die Haut und das darunterliegende Gewebe nicht zu stark drücken, da diese Stellen sehr empfindlich sein können. In solchen Bereichen ist auch eine schnelle Strichmassage sehr wirksam.
Eine ähnliche Behandlung kann bei örtlichen Zerrungen, Verstauchungen und Bänderrissen angewandt werden, vor allem am Knie und an der Kniescheibe, wenn die Schwellung und die Anfangsschmerzen etwas abgeklungen sind.
Die Massage ist oft unbedenklicher als die längerfristige Verabreichung von Medikamenten wie zum Beispiel Cortison, das erhebliche Nebenwirkungen haben und zu sogenannten iatrogenen Erkrankungen führen kann. Bei richtiger Anwendung hat die Massage keinerlei Nebenwirkungen, und sie eignet sich außerdem vorzüglich als Begleittherapie zu angemessener medikamentöser oder sonstiger Behandlung.
Tiere können wie Menschen bei der Massage vorübergehend in einen Zustand des Schwindels oder der Schläfrigkeit geraten oder auch Brechreiz empfinden. Dies hängt wohl mit der Freisetzung von Giftstoffen aufgrund der direkten körperlichen Einwirkung und der verstärkten lokalen Durchblutung zusammen.
Bei heranwachsenden Jungen größerer Rassen und solcher mit Riesenwuchs wie etwa Deutschen und Dänischen Doggen, Bernhardinern und Irischen Wolfshunden sind zehn bis fünfzehn Minuten therapeutische Teilmassage täglich sehr günstig. Geben Sie an den Gliedern, insbeson-

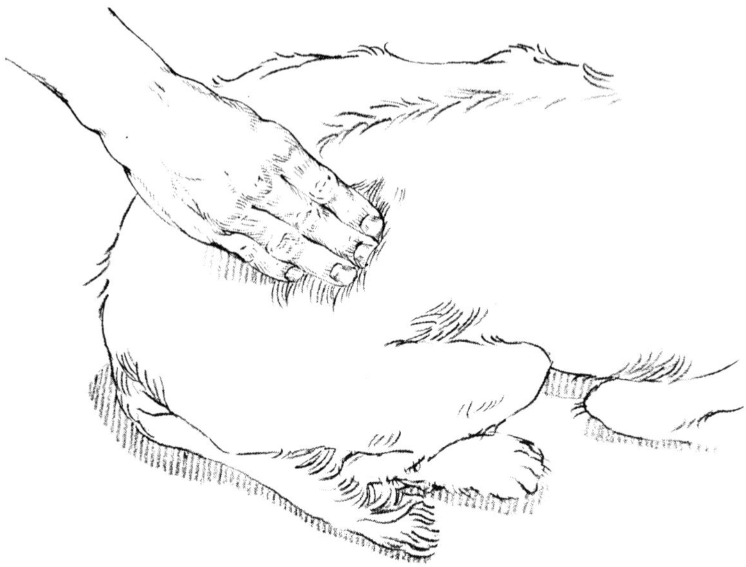

Knetmassage und Akupressur an den Oberschenkeln, Hüften und im Kreuz.

dere im Bereich der Gelenke, Knet- und Strichmassage, denn an diesen Stellen sind schnellwüchsige Rassen sehr anfällig für kleinere Verrenkungen und Verstauchungen.

Beginnen Sie bei ganz jungen Hunden mit knapp fünf Minuten Ganzmassage täglich und verlängern Sie diese Zeit, je älter das Tier wird und je mehr es sich daran gewöhnt. Führen Sie daran anschließend eine zehnminütige Teilmassage (vor allem Knetmassage) an allen Gelenken und Muskeln der Vorder- und Hinterbeine durch. Schließen Sie mit der kurzen Abschlußsequenz, die in Kapitel 6 beschrieben ist.

Das Wachstum findet außerdem an den Enden der Knochen statt, an den sogenannten Wachstumszonen oder Epiphysen direkt hinter den Gelenken der langen Röhrenknochen. Durch Massage wird in diesem Bereich die Durchblutung angeregt und dadurch die Kalkzufuhr und das Wachstum der Glieder unterstützt.

Sie sollten jedes Glied wiederholt (zehn- bis zwanzigmal) beugen und strecken, damit die Gelenke und die Sehnen bewegt und die antagonistischen Muskeln wechselweise gelockert werden.

Bei Herzfunktionsstörungen in fortgeschrittenem Alter (mit oder ohne an der Oberfläche auftretenden Ödemen oder Schwellungen) ist besonders die Streichmassage der Extremitäten wichtig. Beginnen Sie an den Zehen und arbeiten Sie zur Körpermitte hin, um den Blutkreislauf und den Lymphstrom anzuregen.

Geben Sie dem Tier zur Entspannung fünf Minuten allgemeine Streichmassage, dann fünf Minuten eher sanfte und vorsichtige Knetmassage und nachher fünf Minuten tonisierende Akupressur; schließen Sie mit einer Minute belebender Strichmassage am ganzen Körper und leichten Streichungen.

Im allgemeinen bin ich grundsätzlich gegen die Verwendung elektrischer Vibrationsgeräte bei der therapeutischen Massage und gebe der manuellen Behandlung bei weitem den Vorzug. Andere physiotherapeutische Verfahren wie zum Beispiel die Wärmebehandlung (Mikrowellen- und Kurzwellendiathermie) oder Ultraschallverfahren können dagegen bei vielen Erkrankungen von Mensch und Tier, etwa bei Arthritis, durchaus von großem Nutzen sein.

Akupunktur und Akupressur

Bei einer Reihe von Erkrankungen ist die Akupunktur auch für Tiere anwendbar. In den USA gibt es heute eine *Association of Veterinary Acupuncturists,* eine Vereinigung promovierter Tierärzte, die an den «neuen Fronten» der westlichen Medizin arbeitet. Viele dieser Verfahren sind in Wirklichkeit sehr alt, älter sogar als die meisten, wenn nicht alle Techniken und Grundsätze der westlichen Medizin.

Bei der Akupunkturbehandlung gibt es verschiedene Ki-Punkte, sogenannte Hauptpunkte, Quellenpunkte und Warnpunkte, die zu Diagnosezwecken stimuliert und «ausgewertet» werden. Eine Akupressurbehandlung dieser Punkte bei der routinemäßigen wie bei der therapeutischen Massage kann zusätzlich wohltuend sein. Allerdings sind diese Punkte nicht ganz leicht zu finden, und man sollte dies besser einem Tierarzt überlassen, der ausgebildeter Akupunktur-Spezialist ist. Überdies werden die meisten dieser Ki-Punkte bei der Routinemassage gemäß Kapitel 6 ohnehin stimuliert, wenn man die entsprechenden Massagegriffe am ganzen Körper mit dem richtigen Druck durchführt. Hierin liegt wahrscheinlich ein weiterer Grund für die heilsamen und therapeutischen Wirkungen der Routinemassage, die ich in diesem Buch beschrieben habe.

Bei Tieren wurden etwa vierzig Akupunkturpunkte festgestellt, deren Stimulierung zu verschiedenen therapeutischen Zwecken ausgenützt werden kann. Hierzu zählen u. a. die Anregung der Produktion von Antikörpern und die Steigerung der Widerstandskraft, die Behandlung von Ekzemen, Arthritis, Erkrankungen der Atemwege, Schockzuständen, Verdauungs- und Kreislaufstörungen und Funktionsstörungen der Nieren. Akupunktur wird aber vor allem zur Schmerzunterdrückung und zur Beeinflussung des autonomen oder vegetativen Nervensystems angewandt. Durch die weitere tierärztliche Forschung wird es hoffentlich gelingen, der Akupunkturdiagnose und -therapie mehr Anerkennung und Verbreitung in der Praxis zu verschaffen. Da die therapeutische Massage u.a. die Stimulierung einiger der Ki-Punkte bewirkt und daneben bei Krankheiten deutliche positive Wirkungen auf die Organfunktionen hat, ist sie ein Instrument in der Hand des Tierhalters, mit dem er die Therapie des Arztes unterstützen und im Rahmen einer ganzheitlichen Gesundheitspflege zum Wohlbefinden seines Tiers beitragen kann.

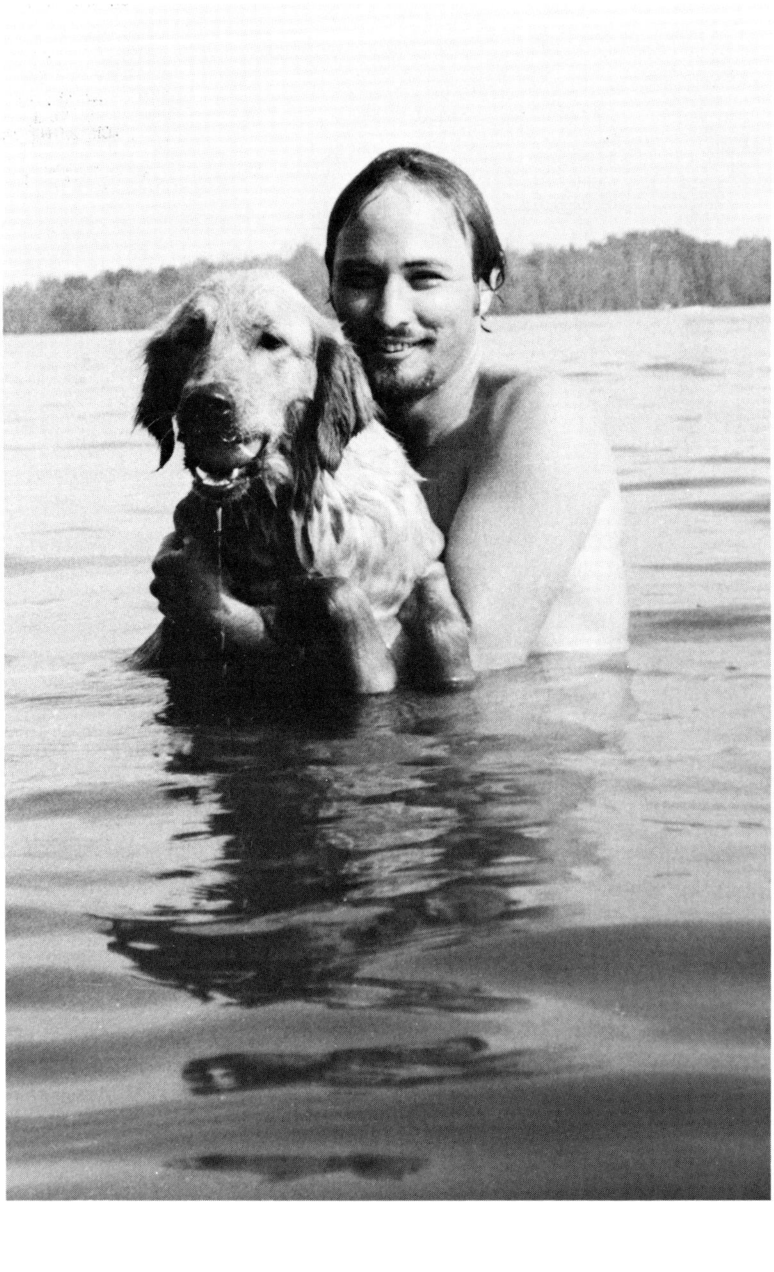

9 *Allgemeine Gesundheitspflege bei Hunden*

Ihr Hund hat gewisse unveräußerliche Rechte. Das wichtigste ist das Recht auf Gesundheitspflege. Damit Sie Ihr Tier am ganzen Körper gesund erhalten können, sollten Sie ein festes Schema vorbeugender (präventiver) Maßnahmen einhalten.
Präventivmedizin ist die beste Medizin. In der Human- wie in der Tiermedizin sollten wir uns endlich von der Vorstellung lösen, daß Gesundheit die Abwesenheit von Krankheit ist. Wir brauchen eine positivere Anschauung, damit wir nicht weiter Symptome statt der Ursachen behandeln. Gesundheit ist weit mehr als Abwesenheit von Krankheit: Sie ist körperliches und seelisches Wohlbefinden. Unsere Lebensweise, unsere Gewohnheiten und Neigungen, unser Temperament und unser Verhältnis zu den Mitmenschen (insbesondere zu den Familienmitgliedern) beeinflussen unser gesamtes Wohlbefinden und unsere Gesundheit. Das gilt genauso für unsere Haustiere. Wie wir sie füttern und wie wir ihren fundamentalen Gesundheitsbedürfnissen Rechnung tragen, ist entscheidend für ihr Wohlbefinden und ihre Widerstandsfähigkeit gegen Belastungen und Krankheiten. Die nachfolgend angegebenen Hauptpunkte bilden das Gerüst für eine ganzheitliche Gesundheitspflege Ihres Hundes. Schlagen Sie diese Seiten immer wieder auf. Die einzelnen Punkte habe ich – soweit möglich – in Form einer Checkliste zusammengefaßt, damit Sie einen besseren Überblick haben.

Regelmäßige Untersuchungen

In der östlichen Medizin geht man auch bei bestem Wohlbefinden regelmäßig zum Arzt, um das gesundheitliche Gleichgewicht aufrechtzuerhalten. Das ist Präventivmedizin, wie sie sein soll. Wir im Westen dagegen gehen zum Arzt, wenn wir bereits krank sind, wenn wir einen rauhen Hals, ein Geschwür oder hohen Blutdruck haben – alles Symptome für eine aus dem Gleichgewicht geratene Gesundheit. Natürlich müssen diese Symptome behandelt werden, aber wieviel besser wäre es doch, wenn sie infolge präventiver Gesundheitsfürsorge (geeigneter Lebensführung) gar nicht erst aufgetreten wären! Entsprechendes gilt für unsere Haustiere. Durch regelmäßige Überprüfungen könnten bereits die ersten Krankheitsanzeichen erkannt und behandelt werden. Außerdem können krankheitsfördernde Faktoren im Leben des Tiers (ungeeignete Ernährung, mangelnder Auslauf) korrigiert werden. Wenn Sie warten, bis Ihr Tier krank ist, sind seine Genesungschancen geringer und die Behandlungskosten erheblich höher, als wenn die zugrundeliegende Ursache bereits im Ansatz beseitigt worden wäre.

- ☐ Bringen Sie Ihr Haustier alle sechs Monate zur gründlichen Untersuchung zum Arzt.

Krankheitsanzeichen beim Hund

(Arztbesuch erforderlich)

- ☐ Ist lustlos, apathisch; will nicht spielen
- ☐ Will nicht essen und trinken
- ☐ Versteckt sich an einem ruhigen Ort
- ☐ Heiße und trockene Nase; gerötete Augen
- ☐ Dünner Ausfluß aus Nase und Augen; trockener Husten
- ☐ Übermäßiges Kratzen an Ohren, Schnauze oder anderen Körperbereichen
- ☐ Erbricht sich häufig und scheint Atembeschwerden zu haben
- ☐ Zuckt bei Berührung der Ohren, Pfoten, des Unterleibs oder anderer Körperstellen zurück
- ☐ Hat länger als 24 Stunden Durchfall
- ☐ Ermüdet rasch, hält beim Auslauf nicht lange durch
- ☐ Trinkt viel und häufig
- ☐ Hat anfallartige Krämpfe oder Konvulsionen, Schaum vor dem Maul, steht unsicher auf den Beinen

Impfungen

Zum Schutz vor Infektionen und ansteckenden Krankheiten braucht Ihr Hund folgendes:

- ☐ Schutzimpfungen und regelmäßige Auffrischungsimpfungen nach Empfehlung des Arztes.
- ☐ Bei jungen Hunden: Eine Reihe von Impfungen gegen häufige Krankheiten wie ansteckende Leberentzündung (Hepatitis), Stuttgarter Hundeseuche (Leptospirose), Hundestaupe und Zwingerhusten.
- ☐ Alle Hunde müssen gegen Tollwut (Lyssa; Rabies canina) geimpft sein.
- ☐ In vielen Gegenden sind Präventivmaßnahmen gegen Würmer erforderlich.

Achtung: Lassen Sie einen frisch geimpften Hund draußen nicht mit anderen Hunden zusammenkommen, solange es Ihr Arzt nicht erlaubt hat, weil er sich leicht infizieren könnte. Warten Sie das Einverständnis Ihres Tierarztes ab.

Würmer

- ☐ Hakenwürmer und Spulwürmer. Junge Hunde kommen damit zur Welt; ausgewachsene Hunde infizieren sich mit Hakenwürmern beim Spielen im Straßenkot. Der Tierarzt sollte regelmäßig eine Stuhlprobe zur Untersuchung bekommen.
- ☐ Bandwürmer (sichtbar als reiskornartiges Segment im Stuhl) kommen bei erwachsenen Hunden sehr häufig vor. Eine Wurmkur durch den Arzt ist erforderlich, daneben aber auch eine Entfernung der Flöhe, da diese – wie auch das Fressen toter Tiere – den Wurmbefall begünstigen.

Achtung: Die Verabreichung von Wurmmitteln bei jedem Anzeichen von Krankheit oder regelmäßig «für alle Fälle» ist Geldverschwendung und aus ärztlicher Sicht nicht zu empfehlen. Es könnte sein, daß Sie wichtige Symptome übersehen. Eigenes Doktern ist immer schlecht, es sei denn, Sie folgten den Anweisungen des Arztes.

Pflege

- ☐ Das Fell Ihres Hundes muß dicht und glänzend sein, die Haut elastisch. Übermäßiges Haaren und ein stumpfes Fell sind immer Anzeichen für eine gesundheitliche Störung.
- ☐ Bürsten Sie ein kurzes Fell zweimal in der Woche, ein langes Fell täglich. Schneiden Sie kleinere Teerklümpchen aus.
- ☐ Baden Sie Ihren Hund nur, wenn er unangenehm riecht oder sich in Unrat gewälzt hat. Ein Bad alle paar Monate ist völlig ausreichend, da sonst das Fell ausgelaugt wird. Hunde, die von Natur aus intensiv riechen (z. B. Airdales), reibt man im Freien mit Talkum ein und bürstet dann das Fell aus.
- ☐ Die Krallen dürfen nicht zu lang sein, da sie sich sonst überall verfangen und Ihre Einrichtung beschädigen. Sehen Sie regelmäßig nach und stutzen Sie die Krallen mit einer kräftigen Schere zurück.
- ☐ Entfernen Sie Ohrenschmalz vorsichtig mit Baumwolltupfern und warmem Olivenöl. Wenn die Unterseite der Ohren stark behaart ist (bei langhaarigen Rassen), sollten Sie die Haare dort kürzen, um Schmutzansammlungen zu verhindern.
- ☐ Sehen Sie in der Mundhöhle nach, ob das Zahnfleisch blutet oder geschwollen ist und ob der Atem unangenehm riecht. Ist dies der Fall, gehen Sie mit dem Hund zum Tierarzt.

- ☐ Im Sommer müssen Sie bei der Fellpflege besonders auf Zecken achten. Wenn Sie Zecken entdecken, entfernen Sie sie mit der Hand oder mit einer Pinzette. Lassen sich die Zecken nicht aus der Haut lösen, betupft man sie mit einem in Öl oder Alkohol getauchten Wattebausch. Achten Sie darauf, daß die Zecke mit dem Kopf entfernt wird, da das Verbleiben des Zeckenkopfes in der Haut häufig zu Abszessen führt.
- ☐ Flöhe sind ein ständiges Problem. Ihr Tierarzt kann Ihnen ein Flohpulver oder einen Spray geben. Bei sehr starkem Befall müssen Sie vielleicht gar Ihre Wohnung ausräuchern lassen. Seien Sie vorsichtig bei der Verwendung von Flohhalsbändern und prüfen Sie regelmäßig nach, ob Ihr Tier die darin enthaltenen Chemikalien auch verträgt.

Massage

- ☐ Geben Sie Ihrem Tier wöchentlich eine Massage (oder öfter, wenn Sie wollen). Beachten Sie die diagnostischen Hinweise in Kapitel 7, damit Sie Anzeichen von Erkrankungen frühzeitig feststellen können.

Training und Auslauf

- ☐ Regelmäßiger und häufiger Auslauf ist für die körperliche und seelische Gesundheit Ihres Tiers unerläßlich.
- ☐ Bevor Sie mit Ihrem Tier ein Konditionsverbesserungsprogramm durchführen, müssen Sie es ärztlich untersuchen lassen. Ein Hund mit einem schwachen Herzen kann zum Beispiel durch einen langen Dauerlauf überfordert werden.
- ☐ Bauen Sie den Muskeltonus und die Kondition Ihres Hundes allmählich auf und forcieren Sie nichts. Bei Hunden können die Gelenke geschädigt werden, wenn sie nicht in entsprechender Verfassung sind und zu stark beansprucht werden.
- ☐ Übertreiben Sie das Training nicht, vor allem nicht bei heißer Witterung. Hunde können bei übermäßiger Anstrengung einen Hitzschlag bekommen.
- ☐ Spiele wie Tauziehen, Ballholen usw. machen Hunden großen Spaß und sind eine gute Übung.

Ernährung junger Hunde

- ☐ Entwöhnen Sie sie im Alter von fünf bis sieben Wochen.
- ☐ Füttern Sie bis zum Alter von vier bis fünf Monaten dreimal täglich kleine Mengen, dann zwei Mahlzeiten täglich bis zum ersten Jahr. Anschließend geben Sie nur noch eine Mahlzeit, eventuell am Morgen einen kleinen Happen. Fütterung nach einem festen Schema sichert auch einen regelmäßigen Stuhlgang.

- ☐ Bleiben Sie bei einer oder zwei Futtermarken; das entlastet die Verdauung.
- ☐ Geben Sie jungen Hunden handelsübliche Nahrung, die vollständig und ausgewogen ist; dies muß auf dem Etikett angegeben sein. So bekommen sie alle Nährstoffe, die sie zum Wachsen brauchen.

Ernährung erwachsener Hunde

- ☐ Nehmen Sie Hundefutter einer Marke von anerkannter Qualität. Diese Erzeugnisse sind wissenschaftlich untersucht und so zusammengestellt, daß Ihr Hund alle Proteine, Vitamine und Mineralstoffe bekommt, die er braucht. Tischabfälle sollten höchstens ein Viertel der Nahrung Ihres Hundes ausmachen, da sonst das Gleichgewicht der Fertignahrung gestört wird.
- ☐ Geben Sie Ihrem Hund auch Kekse und Trockenfutter, um Zahnproblemen vorzubeugen. Ein Suppenknochen ist gut zum Kauen, doch helfen Büffelhautknochen besser, die Zähne sauber zu halten. Andere Knochen dürfen Sie auf keinen Fall geben, da sie splittern und schwere innere Verletzungen hervorrufen können.
- ☐ Frisches Wasser muß immer bereitstehen, vor allem im Sommer.

Unterbringung

- ☐ Ein eigener Platz ist wichtig für die Gesundheit eines Tiers. Weisen Sie ihm im Haus eine ruhige Ecke zu, eine Decke, eine verkleidete Kiste.
- ☐ Machen Sie Ihr Haus haustiersicher. Bewahren Sie Chemikalien, Arzneimittel, Nadeln usw. an einem unzugänglichen Ort auf, wie Sie es auch bei Kindern tun würden.
- ☐ Leben im Freien ist anstrengend für einen Hund. Geben Sie ihm eine gutisolierte Hütte, die im Winter Schutz vor dem Wind und im Sommer Schutz vor der Sonne bietet.

Regeln für die Zucht

- ☐ Wenn Sie Züchter sind, vermeiden Sie möglichst Inzucht. Züchten Sie keine streßempfindlichen, emotionell instabilen Tiere, da sie diese Eigenschaften weitervererben können.
- ☐ Wenn Sie ein reinrassiges Tier kaufen, wählen Sie ein kräftiges Junges aus. Eines, das zerbrechlich aussieht oder übermäßig scheu oder nervös zu sein scheint, kann später im Unterhalt anspruchsvoll und teuer sein. Eine gute Zucht ist eine wesentliche Voraussetzung für die Gesundheit eines Tiers und eine der wichtigsten präventiven Gesundheitsmaßnahmen, die leider nur zu oft außer acht gelassen wird.
- ☐ Bastarde (Katzen und Hunde aus verschiedenen Rassen) sind gesundheitlich meist robuster als hochgezüchtete reinrassige Tiere.

Richtige Erziehung

- □ Verzärtelung ist tödlich. Ein Leben ohne Streß kann sich nachteilig auf die Gesundheit eines Tiers auswirken, da es wenig Widerstandskraft zur Verfügung hat, wenn es schließlich doch Belastungen ausgesetzt wird. Ein junger Hund oder eine junge Katze, die in einer allzu behüteten Umgebung und von einem übermäßig fürsorglichen Herrchen oder Frauchen erzogen werden, können als erwachsene Tiere krankheitsanfällig und streßempfindlich sein.

Meine eigenen Untersuchungen haben gezeigt, daß ein wenig Streß im frühen Lebensstadium aus jungen Hunden stabile, aufgeweckte und anpassungsfähige Tiere macht. Häufiges Pflegen und Streicheln von früher Kindheit an und optische und akustische Umweltreize beeinflussen die Entwicklung positiv.

Wenn ein junger Hund oder eine junge Katze zum ersten Mal mit dem Auto zum Tierarzt gebracht wird, ist nicht selten eine Streßreaktion zu beobachten: Das Tier bekommt einfach deshalb, weil es zum ersten Mal im Auto sitzt, Fieber. Das erschwert natürlich die Diagnose.

Verzärtelte Hunde und Katzen entwickeln leicht eine übermäßige Abhängigkeit und Zuneigung zu ihren Besitzern. Sie reagieren übermäßig auf die Trennung, wenn sie beispielsweise in den Tiersalon oder in ein Heim gegeben werden. Die daraus resultierende Depression, Angst und Nahrungsverweigerung belastet den Körper und erhöht die Krankheitsanfälligkeit des Tiers.

Gründe für die Kastration

- □ Geschlechtsreife Hunde streunen in der Nachbarschaft umher und werden zur Plage; sie werden in Kämpfe und Unfälle verwickelt. Kastrierte Hunde sind weniger unruhig.
- □ Nicht kastrierte Hunde sind zu Hause manchmal aggressiver und schwieriger zu handhaben.
- □ Kastration beugt Prostataproblemen vor.
- □ Bei weiblichen Tieren kann Kastration das Brustkrebsrisiko verringern.
- □ Kastration wirkt der übermäßigen Vermehrung der Tiere entgegen.
- □ Tierhalter mit kastrierten Tieren sind bessere Nachbarn.
- □ Kastration führt nicht zur Verweiblichung männlicher Tiere.

Verantwortungsvolle Tierhaltung

- □ Lassen Sie Ihr Tier nicht frei herumlaufen oder streunen. Unbeaufsichtigt herumlaufende Hunde und Katzen können überfahren werden, sich bei anderen Tieren anstecken, bei Kämpfen verletzt werden, krankheitserregende Abfälle fressen oder durch ausgestreutes Rattengift oder andere Chemikalien vergiftet werden.

- ☐ Bringen Sie Ihrem Hund oder Ihrer Katze unter anderem bei, auf «Nicht» und «Aus» zu hören. Im Notfall kann dieses Training entscheidend sein, wenn sich Ihr Hund zum Beispiel in dichtem Verkehr von der Leine losreißt, wenn die Katze auf den heißen Ofen springen möchte oder einen Hühnerknochen stiehlt, an dem sie ersticken könnte. Gehorsamkeitstraining ist ein wichtiger und sehr oft vernachlässigter Aspekt für die Gesundheit und das allgemeine Wohlbefinden von Haustieren.

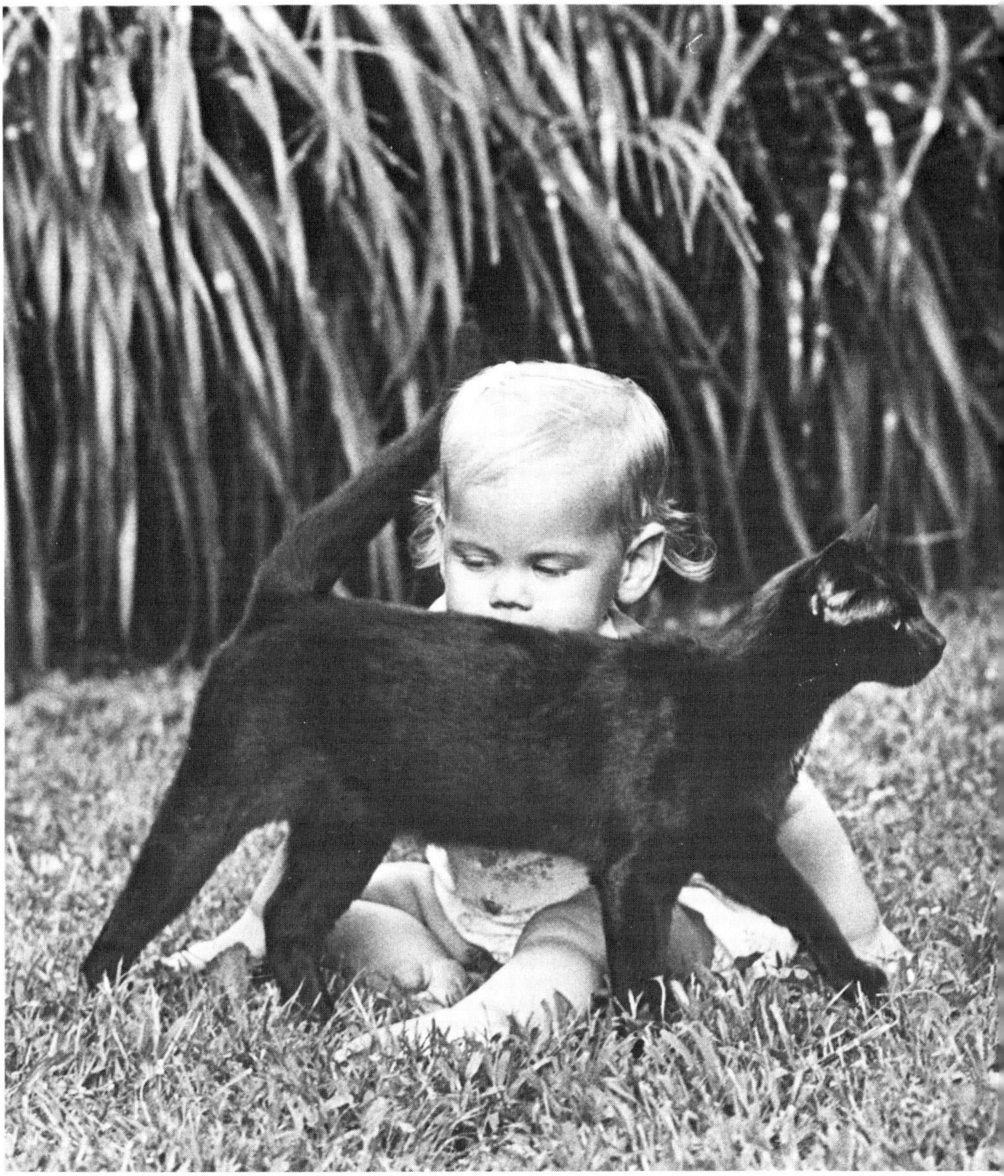

10 *Allgemeine Gesundheitspflege bei Katzen*

Für die körperliche und seelische Gesunderhaltung Ihrer Katze gilt ein ähnliches Programm vorbeugender Untersuchungen, geeigneter medizinischer Maßnahmen und angemessener Lebensweise wie bei Hunden.

Regelmäßige Untersuchungen

- □ Junge Katzen müssen vom Tierarzt gründlich untersucht werden.
- □ Erwachsene Katzen sollten mindestens einmal jährlich untersucht werden.
- □ Katzen sind für Virusinfektionen anfällig, die sich oft als «Erkältung» oder Appetitlosigkeit äußern.
- □ Zystitis (Blasenkatarrh) ist ebenfalls relativ häufig. Sie führt zu einer plötzlichen Blockierung des Harnleiters, vor allem bei Katern, verbunden mit Schmerzen beim Harnlassen. Achten Sie auf folgende Symptome: Drücken beim Urinieren, überfüllte Blase (läßt sich bei der diagnostischen Massage leicht feststellen) und blutiger Urin. Bei Zystitis müssen Sie sofort zum Tierarzt gehen.

Krankheitsanzeichen bei der Katze

(Arztbesuch erforderlich)

- □ Sitzt unbeweglich mit gekrümmtem Rücken, ist apathisch
- □ Wäscht sich nicht mehr
- □ Stumpfes, struppiges Fell
- □ Entzündetes Zahnfleisch, schlechter Atem
- □ Frißt das übliche Futter nicht mehr
- □ Hat länger als 24 Stunden Durchfall
- □ Hat Schwierigkeiten beim Harnlassen
- □ Hat Atemschwierigkeiten
- □ Erbricht sich wiederholt
- □ Niest häufig, hat gleichzeitig Ausfluß aus Augen und/oder Nase
- □ Kratzt sich fortwährend hinter den Ohren oder schüttelt den Kopf. Brauner Ausfluß aus einem oder beiden Ohren (dies kann ein Anzeichen für Ohrmilben sein, ein häufiges Problem bei Katzen).

Impfungen

- □ Junge Katzen brauchen eine Reihe von Impfungen gegen die üblichen Viruskrankheiten, z.B. gegen Katzenstaupe (Enteritis), Lungenentzündung (Pneumonitis) und Katzenschnupfen (Rhinotracheitis).
- □ Neugeborene Kätzchen (und andere Katzen im Haushalt) müssen auf die gefährlichste der Katzenkrankheiten untersucht werden – die Virusleukämie.
- □ Erwachsene Katzen brauchen Auffrischungsimpfungen; Ihr Tierarzt wird hierüber Buch führen.
- □ Eine Impfung gegen Tollwut (Rabies) ist bei Katzen anzuraten, die nicht ständig im Haus bleiben (mit zwei Monaten oder später).

Würmer

- □ Bringen Sie eine Stuhlprobe Ihrer Katze zum Tierarzt, damit er sie auf Spulwürmer untersuchen kann (Kätzchen werden häufig schon mit diesen Parasiten geboren).
- □ Erwachsene Katzen infizieren sich mit Bandwürmern, wenn sie kleine Nagetiere fressen. Im Stuhl sind dann kleine weiße Partikel von Reiskorngröße festzustellen. Gehen Sie zum Arzt. Unternehmen Sie auch etwas gegen die Flöhe, denn einige Bandwürmer machen einen Teil ihrer Entwicklung in Flöhen durch.

Achtung: Führen Sie bei Ihrer Katze nicht routinemäßig Wurmkuren durch. Wenn das Tier erkrankt, gehen Sie zum Arzt. Die Behandlung gegen Würmer ist kein Allheilmittel und kann sogar schädlich sein, wenn Sie andere Symptome übersehen.

Flöhe

- □ Lassen Sie sich von Ihrem Tierarzt einen Flohpuder, ein Flohhalsband oder ein anderes geeignetes Mittel gegen Katzenflöhe empfehlen.
- □ Verwenden Sie bei Ihrer Katze niemals ein Mittel für Hundeflöhe – es könnte ihr schaden!
- □ Flöhe verbringen einen Teil ihres Lebens als Larven in Fußbodenritzen, Teppichen usw. Sorgfältiges Staubsaugen ist daher erforderlich. Lassen Sie Ihr Haus nötigenfalls von einem Spezialunternehmen ausräuchern.
- □ Manche Katzen sind gegen Flohhalsbänder allergisch. Probieren Sie erst, wie Ihre Katze darauf reagiert, und achten Sie auf Anzeichen von Unverträglichkeit.
- □ Lassen Sie Ihre Katze im Haus; so bekommt sie keine Flöhe, keine Bandwürmer und sonstige Krankheiten von anderen Katzen. Katzen, die das freie Herumstreifen nicht kennen, vermissen es auch nicht.

Massage

□ Ihre Katze sollte einmal in der Woche massiert werden (oder öfter, wenn es ihr gefällt!). Achten Sie besonders auf Ohren, Zähne, Zahnfleisch und obere Atemwege, denn hier sind besonders leicht Infektionen möglich, bei denen ein Arzt hinzugezogen werden sollte.

Pflege

□ Katzen pflegen sich weitgehend selbst. Dennoch sollten Sie langhaarige Katzen täglich, kurzhaarige zweimal in der Woche bürsten. Katzen verschlucken Haare und würgen sie in Form von Haarbällen wieder aus; durch regelmäßiges Bürsten kann man dem entgegenwirken.

□ Wenn Sie kahle Stellen feststellen, sollten Sie dies Ihrem Tierarzt sagen. Ursache der Kahlheit können Ernährungsfehler, Flöhe, eine Infektion, das fortgeschrittene Alter oder eine hormonale Störung sein.

□ Katzen mit freiem Auslauf müssen eventuell von Zeit zu Zeit gebadet werden. Waschen mit warmem Wasser, Schwamm und Babyseife ist für Katzen, die in der Regel wasserscheu sind, noch am wenigsten unangenehm. Spülen Sie gründlich nach, denn die Seifenrückstände können zu Reizungen führen. Frottieren Sie das Tier mit einem Handtuch trocken und setzen Sie es anschließend nicht der Zugluft aus.

□ Hauskatzen brauchen einen Kratzpfosten, weil sie sonst ihre Krallen an Ihren Möbeln, Teppichen usw. schärfen. Geben Sie schon den ganz jungen Katzen einen solchen Pfosten. Solange sie sich nicht an diesen gewöhnt haben, schneiden Sie ihre Krallen zurück. (Freilich muß man dabei sehr aufpassen, daß man nicht im hinteren Teil der Kralle ins «Lebendige» schneidet. Zudem bezweifeln manche Tierärzte, daß das Stutzen der Krallen etwas nützt.)

□ Entfernen Sie das Ohrenschmalz mit einem Finger, um den Sie ein Tuch gewickelt haben, oder mit einem ölgetränkten Baumwolltupfer. Unangenehmer Geruch an den Ohren ist immer ein Alarmzeichen.

□ Katzen haben ein empfindliches Zahnfleisch. Zahnstein (braungelber oder grauweißer harter Zahnbelag) muß vom Tierarzt entfernt werden. Sie können die Zähne Ihrer Katze regelmäßig reinigen (einmal in der Woche, und zwar mit einem rauhen Tuch). Wenn das Zahnfleisch blutet, ist dies ein Krankheitszeichen, das vom Tierarzt überprüft werden muß. Nützlich ist hier eine kreisende Zahnfleischmassage mit dem Finger oder einem Wattetupfer.

Training

- □ Körperliche Bewegung verschafft man der Katze am besten durch Spielen. Spielen vertieft auch die Beziehung zwischen Halter und Katze. Nachfolgend einige Vorschläge:
- ● Ein Wägelchen, nach dem die Katze haschen kann.
- ● Versteckspiele.
- ● Eine Papiertüte, die die Katze erforschen kann.
- ● Befestigen Sie einen Stoffbausch oder ein leichtes Spielzeug am Ende einer Schnur; wenn die Katze mit der Pfote danach schlägt, ziehen Sie an der Schnur.
- ● Vor allem mit Siamkatzen können Sie auch Apportierspiele betreiben.

Ernährung junger Katzen

- □ Entwöhnen Sie junge Katzen im Alter von sechs bis acht Wochen. Entwöhnen Sie sie allmählich, damit später keine Verhaltensstörungen auftreten.
- □ Geben Sie Kätzchen (und Katzen) vollständiges und ausgewogenes handelsübliches Futter; so können Sie sicher sein, daß sie alle wichtigen Nährstoffe bekommen.
- □ Fütterungen:

Bis vier Monate	viermal täglich
Vier bis sechs Monate	dreimal täglich
Ab sechs Monaten	zweimal täglich

- □ Füttern Sie *regelmäßig,* damit auch der Stuhlgang regelmäßig ist und der Appetit gesund bleibt.
- □ Bleiben Sie von Anfang an bei einer oder zwei Futtermarken. Dadurch vermeiden Sie es, daß die Katze ein heikler Esser wird.
- □ Katzen können von Kuhmilch Durchfall bekommen; seien Sie also vorsichtig!
- □ Nur Fisch oder nur Fleisch zu füttern ist unausgewogen und kann bei jungen Katzen zu Ernährungsstörungen führen.

Ernährung erwachsener Katzen

- □ Geben Sie Ihrer Katze nur Markenfutter anerkannter Qualität, das wissenschaftlich analysiert und zusammengestellt ist und daher alle erforderlichen Vitamine, Mineralstoffe und Proteine enthält.
- □ Unterlassen Sie es, diesem Futter rohen Fisch, Leber oder Ei hinzuzufügen, da dies Ernährungsstörungen hervorrufen kann.
- □ Katzen lieben Essensreste von Fisch oder Huhn; achten Sie aber darauf, daß dies nicht mehr als ein Viertel der Ernährung ausmacht.
- □ Geben Sie der Katze etwas Trockenfutter, an dem sie nach Belieben kauen kann; das hält ihre Zähne sauber.

- ☐ Lassen Sie Ihre Katze ruhig Gras fressen; sie braucht dies für ihre innere Reinigung. Stellen Sie im Winter einen Topf mit Knäuelgras in die Wohnung, damit die Katze daran knabbern kann.
- ☐ Katzen brauchen eigentlich kein Wasser; stellen Sie trotzdem etwas Frischwasser bereit.
- ☐ Geben Sie einer Katze niemals Hundefertignahrung. Katzen brauchen eine andere Nahrung mit mehr Proteinen und Fetten und weniger Kohlehydraten.

Sicherheitsmaßnahmen

- ☐ Wenn Sie Ihre Katze frei herumlaufen lassen, sollte sie eine Kennmarke tragen.
- ☐ Ergreifen Sie für kleine Katzen im Haus die gleichen Sicherheitsmaßnahmen wie für Kinder.
- ☐ Achten Sie bei Zimmerpflanzen darauf, daß sie nicht giftig sind (wie z. B. Dieffenbachia). Stellen Sie sie außer Reichweite auf. Katzen knabbern gerne an Pflanzen.
- ☐ Verschließen Sie Schubladen und Behältnisse, in denen sich Nadeln, Fäden, Tabletten und sonstige gefährliche Gegenstände befinden, damit sie von der Katze nicht verschluckt werden.
- ☐ Bewahren Sie Insektizide und sonstige Haushaltschemikalien an einem sicheren Ort auf.

Gründe für Kastration

- ☐ Katzen in der Hitze können manchmal stundenlang schreien und sind kaum mehr zu bändigen, wenn sie nach draußen wollen. Die beste Lösung ist die Kastration Ihrer Katze.
- ☐ Die Kastration ist ein einfacher und relativ harmloser Eingriff, bei dem es praktisch keine Nachwirkungen gibt.
- ☐ Bei kastrierten weiblichen Katzen ist später die Gefahr von Brust- oder Gebärmutterkrebs weniger groß.
- ☐ Brünstige Kater treiben sich in der Nachbarschaft herum und tragen Rivalenkämpfe aus. Außerdem hinterlassen geschlechtsreife Kater im ganzen Haus ihre Duftmarken. Lassen Sie Ihren Kater daher lieber kastrieren.

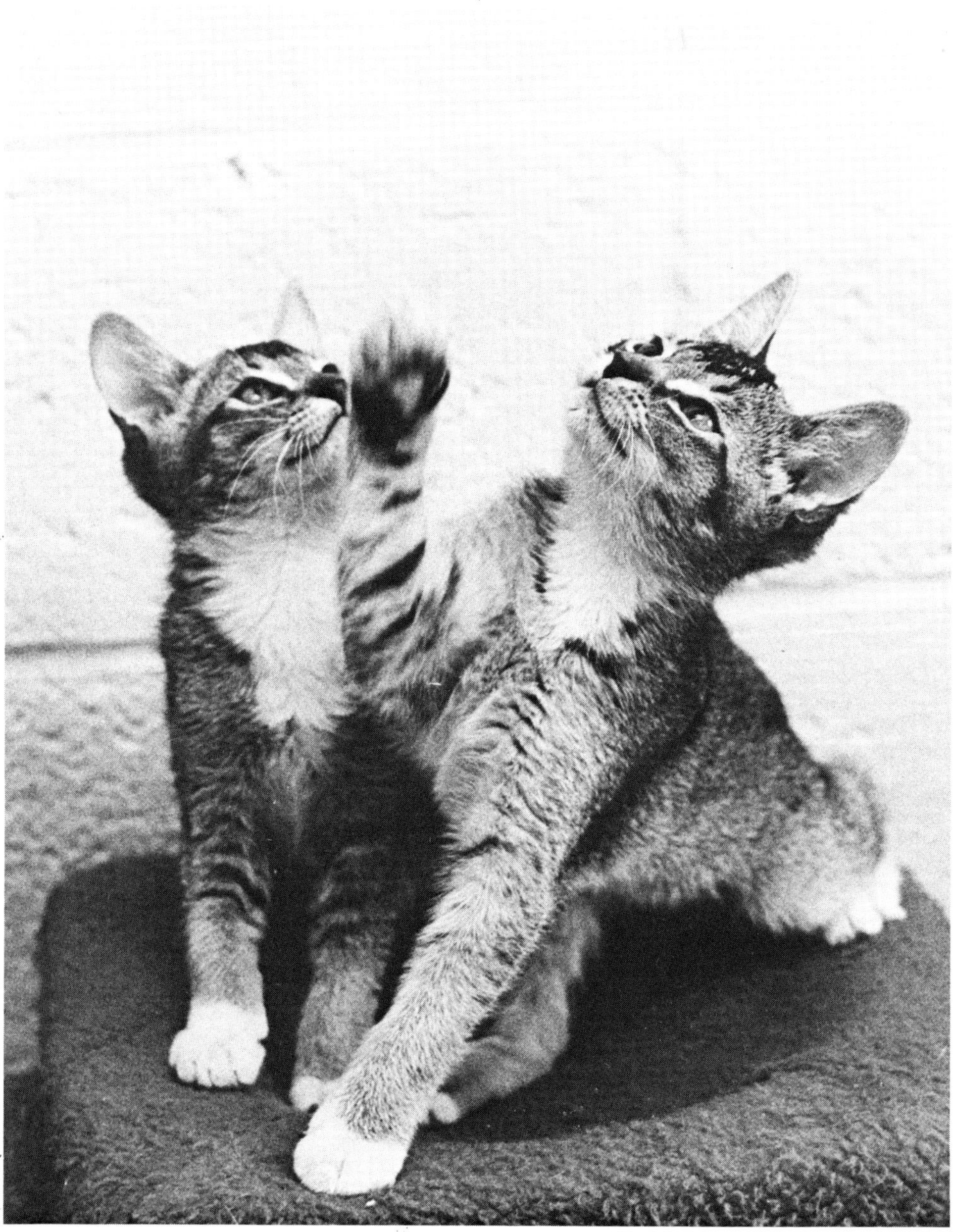

11 *Natürliche Heilverfahren*

Seit den Anfängen der Menschheitsgeschichte haben Heiler in vielfältiger Weise die Berührung zur Linderung von Krankheiten und Leiden benutzt. Dieser körperliche Kontakt kann von der ganz leichten Berührung, wie zum Beispiel dem Handauflegen, bis zum intensiven und manchmal schmerzhaften Druck auf Schlüsselstellen des Körpers reichen. Bei etwas esoterischeren, nur für Eingeweihte verständlichen Heilweisen kann sich der Heiler in einen veränderten Bewußtseinszustand versetzen, in Trance oder kontemplative Versenkung. Andere Heiler konzentrieren sich auf den Rhythmus ihres Atems, wobei sie beim Ausatmen die Hände auflegen oder Druck anwenden und sich auf die heilende Energie konzentrieren, die mit dem ausströmenden Atem durch ihre Hände fließt. Während die Hände weiter auf dem Patienten ruhen, wird mit dem einströmenden Atem die Krankheit aufgesogen, die der Heiler aufnimmt und anschließend abschüttelt oder wegwäscht. Dies ist eine besondere geistige Verfassung, ein imaginativer und intuitiver Bewußtseinszustand, der in einer Reihe westlicher und östlicher Massage- und Heillehren erwähnt wird. Es wird dabei versucht, den eigenen Atemrhythmus mit dem des Patienten in Einklang zu bringen.

Es ist bedauerlich, daß die Naturwissenschaftler – zumindest bis in die neuere Zeit – die Existenz nichtphysikalischer und immaterieller Phänomene, die nicht meßbar und quantifizierbar sind, geleugnet haben. Ideen und Gefühle gibt es, und doch sind sie immateriell (unstofflich). Obschon wir keine wissenschaftlichen Mittel haben, um diese Phänomene nachzuweisen und aufzuzeichnen, können wir sie doch mit Körper und Geist wahrnehmen, und wir können Körper und Geist sogar so schulen, daß wir für diese Dinge noch empfindlicher und empfänglicher werden.

In der Tat ist der Mensch ein überaus empfindliches Instrument. Betrachten wir nur einmal das breite Spektrum an Sinneswahrnehmungen, die wir empfangen, wenn wir jemanden ansehen oder ein Tier streicheln. Begrenzt wird dieses Spektrum durch unsere Überzeugungen, unsere Vorstellungen und unsere Erwartungen. Wenn wir davon überzeugt sind, daß ein Tier die Berührung nicht wirklich genießt und daß seine Reaktionen mechanisch und reflexartig sind, oder wenn wir einander oder unsere

Haustiere ohne Anteilnahme massieren, ist der Nutzen freilich gering oder überhaupt nicht vorhanden.
Es ist erstaunlich, wie sehr die geistige Einstellung die Qualität und Wirksamkeit der heilenden Berührung beeinflußt. Dies ist eine Tatsache, die durch die Erfahrung bestätigt wird – und doch entzieht auch sie sich der naturwissenschaftlichen Nachprüfung. Es ist wie mit dem Placebo-Effekt: Dem Patienten geht es besser, wenn er an den Doktor und seine Therapie glaubt, obwohl das verschriebene «Heilmittel» gar kein wirkliches Medikament ist. Ein Arzt mit der richtigen positiven Einstellung, der von Sinn und Wert seiner Behandlung überzeugt ist, vermag durch eine Art Placebo-Effekt den Heilungsprozeß ebenfalls zu begünstigen. Dies gilt auch für die Massagetherapie. Das klingt nun vielleicht sehr geheimnisvoll. Das ist es jedoch für denjenigen nicht, der dies alles einmal erlebt und die heilende Kraft des «inneren Arztes» begriffen hat, der den Heilungsprozeß in Gang bringt. Dies ist die unsichtbare Kunst der Medizin, die von der modernen technologisierten, chemisierten, rechnergestützten und entpersönlichten Medizin mißachtet wurde und dabei dem Patienten wie dem Ansehen der ärztlichen Kunst großen Schaden zufügte. Zum Glück gibt es heute ein neu erwachtes Interesse an präventiver, verhaltensorientierter und ganzheitlicher Medizin. Die Massage ist ein wesentlicher Bestandteil dieser gesamtheitlichen Anschauung der Gesundheit.
Die Massagetherapie für Hunde und Katzen ist ein Naturheilverfahren, da sie das enge gefühlsmäßige Band zwischen Tier und Halter therapeutisch ausnützt. Dies schließt nicht aus, daß auch Tierärzte und andere qualifizierte und erfahrene Menschen bei Hunden oder Katzen eine Massagetherapie durchführen. Wenn das Tier von frühem Alter an an die Massage gewöhnt ist oder immer gut behandelt wurde und die Nähe des Menschen nicht scheut, kann es kaum einen Grund geben, warum die Massagetherapie nicht wirksam sein sollte.
Außerdem haben bestimmte Massagetechniken eine direkte Wirkung auf den Körper und das unbewußte parasympathische Nervensystem (Teil des vegetativen Nervensystems), so daß sogar ein Patient, der nicht daran denkt oder zunächst nicht an den Nutzen glaubt, von der Massagetherapie profitieren kann.

Leben ist natürliche Energie

Die Vorstellung von Energiefeldern und Energiestrukturen im Körper, die durch Belastung und Krankheit gestört und durch geeignete Massage (Be-Hand-lung) wieder ins Gleichgewicht gebracht oder aufgebaut werden können, ist in vielen östlichen Schulen vorhanden. Die Lehre des Do-in beispielsweise, die auf den Prinzipien der Akupunktur aufbaut, besagt,

daß plötzliche Berührungs- oder Druckempfindlichkeit auf einem Energieüberschuß beruht. Durch geeignete Fingermassage kann diese angesammelte oder angestaute Energie abgeleitet werden.
Diese östlichen Schulen lehren allgemein, daß neben Licht, Luft und Nahrung, die unsere Lebensfunktionen in Gang halten, auch höhere Schwingungen vorhanden sind, elektromagnetische, Ki genannte Energie (es könnte ein Zusammenhang mit positiven und negativen Luftionen bestehen), die der Körper durch seine Ki- oder Druckpunkte aufnimmt. Diese Punkte sind hauttief, von spiraliger Struktur und liegen längs der «Meridiane» oder Kanäle, die diese elektromagnetische Energie durch den ganzen Körper leiten. Diese Energie hat zwei Quellen: die Yang-Energie aus dem Kosmos oder dem Himmel und die Yin(g)-Energie aus der Erde. Man beachte, daß die indischen Punkte des Chakras und Nadir den chinesischen Akupunkturpunkten entsprechen und daß deren Ausdruck für diese Energie auch im Prana enthalten ist, das von der Allgottheit stammt und im Solarplexus (Sonnengeflecht; dem vegetativen Nervensystem zugehöriges Nervengeflecht im Oberbauch) gespeichert ist. Hier besteht wiederum eine Verwandtschaft mit christlichen Vorstellungen wie dem Göttlichen Licht, Gott, dem Heiligen Geist und dem Großen Geist der Indianer.
Bei gutem Gesundheitszustand kann diese Lebensernergie – das Ki – frei von Organ zu Organ und über die entsprechenden Meridiane fließen. Die Massagetherapie kann den unterbrochenen Energiefluß wieder in Gang bringen und das bioelektrische Feld von Körper und Geist harmonisieren und ausgleichen. Bei Krankheit bewirkt eine Hemmung des Ki-Stroms einen Überschuß im einen und einen Mangel im anderen Bereich, was zu verschiedenen Krankheitssymptomen führt. Professor Namikoshi, ein bekannter Shiatsu-Lehrer, drückt dies mit einfachen Worten aus: «Shiatsu wirkt wie die reine Mutterliebe; der Druck der Hände bringt die Quellen des Lebens zum Sprudeln.»
Die heilende Berührung (und die heilende Stimme) sind für den Heiler wie für den Patienten, sei es Mensch oder Tier, segensreich. Wenn der innere Arzt in Tier oder Mensch aktiviert wird, insbesondere durch die Berührung, dann heilen Ärzte, Tierhalter oder Masseure dabei gleichzeitig auch sich selbst!
Ich glaube, daß die alte Aufforderung «Arzt, heile dich selbst» sehr gut zum Ausdruck bringt, warum es lohnend ist, ein Heiler zu sein. Wir alle können Heiler sein, Heiler von Mensch und Tier, denn wir alle verfügen über die Kraft der heilenden Berührung.
Die Menschen verschiedener Kulturen und verschiedener Zeiten haben diese heilende Berührung Lebensenergie, Lebenskraft, Shakti (oder Shaktipat), Ki (oder Qi) genannt. Man kann diese Energie nicht nur

durch Berührung, sondern auch durch Augenkontakt übertragen und fühlen. Tiere sind hierfür sehr empfänglich: Sie benutzen den Augenkontakt, um die soziale Rangordnung festzulegen und zu wahren.
Wenn ich hier nochmals aus meiner persönlichen Erfahrung berichten darf: Ich habe mich bei mehr als einer Gelegenheit wie in ein helles, weißes Licht eingetaucht gefühlt. Bei einem Handauflegungsritual oder beim Segen in einer religiösen Feier haben Menschen immer wieder diese Energie erlebt und gefühlt und sie als «blendenden Blitz», «ekstatisches Leuchten», «Licht des Heiligen Geistes» beschrieben, oder als Übertragung von «Chittishakti», der göttlichen Energie, die Leben spendet. Was mich ganz besonders fasziniert, ist die Tatsache, daß Menschen verschiedener Kulturen und Religionen in Vergangenheit und Gegenwart diesen heilenden Licht- oder Energiestrahl, den bestimmte Menschen aussenden können, in ganz ähnlicher Weise sinnlich erfahren haben. Dies sollte die Wissenschaft einmal objektiv überprüfen und quantifizieren.
Ich glaube nicht, daß diese Erfahrung gänzlich außerhalb der naturwissenschaftlichen Erforschbarkeit oder der hypothetischen Wahrscheinlichkeit liegt, denn die moderne Physik hat ja gezeigt, daß alles Leben und alle Materie Energie ist. Eine Form dieser Energie ist das Licht, eine andere die Berührung. Es ist eine Tatsache, wenn auch vielleicht eine grobe Vereinfachung, daß alle Lebewesen komplexe bioelektrische Energiefelder sind. Die Massagetherapie ist wie das Handauflegen eine Form des Energieaustauschs, wobei der Patient buchstäblich wieder energetisch «aufgeladen» wird und disharmonische Energiestrukturen wieder ausgeglichen werden – ein Vorgang, den wir heilen nennen. Wohlbefinden ist körperliche Integrität, und nicht die Abwesenheit von Krankheit, wie manche westlich ausgebildeten Ärzte glauben. Ein sicherer und logischer Weg zur Erhaltung dieses Wohlbefindens ist die Aufrechterhaltung der richtigen Energiegleichgewichte durch entsprechende Wahl der Nahrung für uns und unsere Tiere, durch entsprechende Lebensweise und durch geeignete Wahl unserer Beziehungen. Gerade diese können sehr belastend und unserem Wohlbefinden sehr abträglich sein. Ohne die wichtige Energie der Zuneigung eines anderen Menschen auskommen zu müssen, ist ebenso schädlich wie ein Mangel an einem wichtigen Nährstoff. Es gibt in der Tat sehr viele physikalische, soziale und emotionale «Nährstoffe», wie z. B. Spiel und Sport und Erholung, Proteine und Vitamine, Zuneigung, Berührung und Geselligkeit, die sämtlich wesentliche Elemente der ganzheitlichen Gesundheitspflege für Mensch und Tier sind.
Man hat festgestellt, daß junge Katzen und Hunde und andere Tiere wie Menschenkinder verkümmern, wenn ihnen die liebevolle Zuwendung fehlt. Die zärtliche, liebevolle Berührung ist für das Wohlbefinden und normale Heranwachsen aller gesellig lebenden Tiere äußerst wichtig, da

ihre bioelektrischen Felder auf diese Energiezufuhr angewiesen sind. Wie ein Sämling ohne das Licht der Sonne nicht gedeihen kann, so leiden auch wir Menschen und die Tiere ohne diese Energie der Liebe.

Wiederherstellung des Gleichgewichts

Diese Energie kann insbesondere durch Berührung gegeben und empfangen werden. Sie ist wesentlicher Bestandteil unseres Daseins; sie hilft uns, in allen unseren Beziehungen integer und gesund zu bleiben. Daß wir Tiere um uns haben, die wir berühren können, wenn uns danach zumute ist, trägt wahrscheinlich mehr zu unserem Wohlbefinden bei, als allgemein angenommen wird. Es trägt wahrscheinlich ebensosehr zum Wohlbefinden unseres Haustiers bei, vor allem dann, wenn es das einzige Tier im Haus ist und keinen Kameraden zum Spielen, Pflegen usw. hat. Eine regelmäßige Massage des Tiers kann Tier und Halter mit jenem lebenswichtigen Energie«nährstoff» versorgen, der während Massage und Berührung ausgetauscht wird.

Wenn bei Erkrankungen nach der östlichen medizinischen Anschauung das Ki blockiert wird, entstehen Energieungleichgewichte. Diese sind Ursache und Ausdruck von Funktionsstörungen verschiedener innerer Organe und Körpersysteme und können durch die Behandlung bestimmter Ki-Punkte auf der Körperoberfläche beseitigt werden. Es ist möglich, daß das heilende Licht oder die heilende Energie von Psycho-Heilern über diese Ki-Punkte ausgestrahlt wird. Ein indirekter Weg, das Gleichgewicht in diesen Energiesystemen wiederherzustellen, ist die Verabreichung von homöopathischen oder allopathischen Mitteln oder die Bearbeitung der Gewebe- und Skelettstrukturen, wobei man sich entweder wie beim Yoga selbst behandelt oder durch einen Chiropraktiker oder Rolfer behandeln läßt.

Eine weitere Möglichkeit der Selbstheilung besteht für den Menschen in der Meditation oder im Gebet. Ersteres könnte beim Tier seine Entsprechung in dem äußerst passiven und zurückgezogenen Zustand haben, den kranke Katzen und Hunde häufig einnehmen und bei dem sie natürlich auch fasten.

Letzten Endes heilt die Natur. Katzen und Hunde fressen Gras, vor allem, wenn sie leichtere Beschwerden haben. Die Völker vergangener Zeiten beobachteten, welche Kräuter die Tiere fraßen, wenn sie krank waren, und probierten sie selbst aus. Die Kräutermedizin dürfte bald ein Teil der modernen Menschen- und Tiermedizin werden, da die Bemühungen zur Zusammenfassung der verschiedenen Fachgebiete in die «vereinheitlichte Medizin» (One Medicine) der ganzheitlichen Gesundheitspflege weiter fortschreiten. Es gibt und soll auch nur *eine* Medizin geben, denn die Grundprinzipien von Gesundheit und Krankheit sind für die ganze

Schöpfung gleich – für Pflanze und Tier, für Hund und Mensch. Es können kleinere Unterschiede in den Symptomen bestehen, die eine geringfügig andere Behandlung erforderlich machen, aber Dehydratation, Mangel an richtiger Pflege, Fehlernährung und Übervölkerungsstreß sind in vielerlei Hinsicht bei Zimmerpflanzen, Schoßhunden und Menschen gleich.

Wenn wir die natürlichen Verfahren der verschiedenen Kulturkreise für unsere eigene Heilung und die unserer vierbeinigen Hausgenossen anwenden und wenn wir der Natur neue Verfahren «abschauen», finden wir den Schlüssel zur Gesundheit. Das Geheimnis liegt darin, daß wir mit uns selbst, mit unseren Nächsten und mit der Natur als Ganzem in Einklang leben. Die Art der Beziehungen zu unserer Umgebung beeinflußt unseren Gesundheitszustand ebensosehr wie unser Temperament, unsere Weltanschauung, unser Erbgut und anderes. Dies gilt auch für unsere Haustiere.

Register

Weitere erfolgreiche Bücher von Michael W. Fox im ALBERT MÜLLER VERLAG

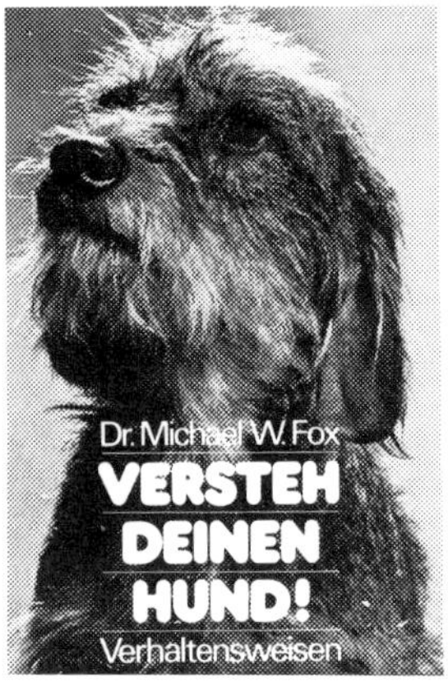

Versteh deinen Hund

3. Auflage, 192 Seiten, 5 Zeichnungen, 40 Fotos.

Klar, lebendig und mit vielen Erfahrungsbeispielen zeigt der Autor, wie man seinen Hund wählen, erziehen und glücklich mit ihm leben kann, wenn man die psychologischen Grundlagen seines Verhaltens kennt. Eine Fundgrube für jeden, der verstehen will, was sein Hund fühlt und ausdrücken möchte.

Versteh deine Katze

2. Auflage, 128 Seiten, 5 Zeichnungen, 60 Fotos.

«Katzen können keine menschliche Sprache, sie können nicht in Worten mit uns reden. Trotzdem können wir lernen, sie zu verstehen. Dem Tierarzt, Psychologen und Verhaltensforscher Fox gehört das Verdienst, über seine Ergebnisse in der Verhaltensforschung so zu berichten, daß jeder sie versteht.»
Dt. Kleintier-Züchter, Reutlingen

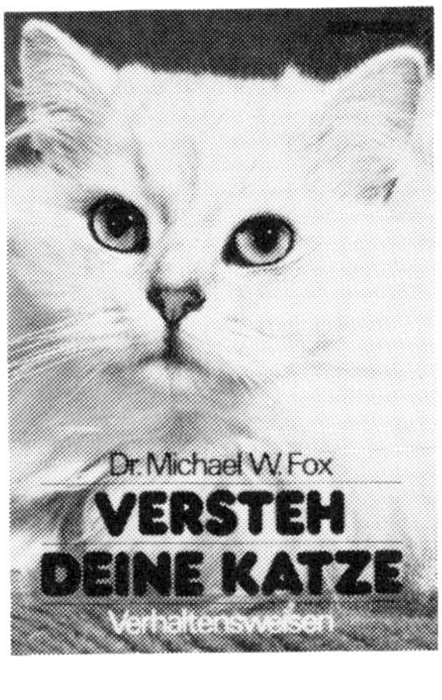